AF296765

LEÇONS

D'HYDROTHÉRAPIE.

OUVRAGES DU MÊME AUTEUR.

1° Du sommeil, des rêves et du somnambulisme dans l'état de santé et de maladie, précédé d'une lettre du docteur Cerise. 1 vol. in-8°, 1857. Chez Perisse frères, Paris, rue St-Sulpice, n° 38; et Lyon, rue Centrale, n° 60.

2° Du traitement moral de la folie. Paris, chez Germer-Baillière, 1843.

3° De la démonomanie, *in Ann. médico-psychol.* Paris, 1844.

4° Des hallucinations, *in Ann. médico-psychol.* Paris, 1846 et 1847.

5° De la paralysie hystérique, *in Ann. médico-psychol.* Paris, 1844.

6° Des rêves, *in Ann. médico-psychol.* Paris, 1846.

7° De la paralysie dans la pneumonie, *in Bull. de thérapeut.* Paris, 1850.

8° Topographie médicale du canton de Sancergues (Cher). Bourges, 1850.

9° Des affusions froides dans quelques maladies nerveuses, *in Ann. médico-psychol.* Paris, 1851.

10° De l'efficacité des inhalations iodées dans la phthisie, *in Bull. de thérap.* Paris, 1851.

11° Des fièvres continues graves, dites typhoïdes, *in Union médic.* Paris, 1851.

12° De l'embarras gastrique, *in Abeille méd.* Paris, 1852.

13° De la pneumonie aiguë chez les paysans, *in Moniteur des hôp.* Paris, 1853.

14° Des pulsations abdominales idiopathiques, *in Ann. méd. de la Flandre occid.* Roulers, 1853.

15° De la pneumonie (2ᵉ édition), *in Ann. médic. de la Flandre occid.* Roulers, 1854.

16° Des paraplégies essentielles, *in Ann. méd. de la Flandre occid.* Roulers, 1854.

17° Des inhalations anesthésiques dans l'éclampsie, *in Revue de thérapeutique médico-chirurgicale.* Paris, 1854.

18° Des fièvres intermittentes, *in Gaz. méd. de Lyon,* 1856.

19° De la colique nerveuse, *in Gaz. méd. de Lyon,* 1855.

20° Des paralysies dynamiques ou nerveuses. — Ouvrage couronné par l'Académie des sciences de Montpellier. Médaille d'or; Prix 1855. Paris, chez Germer-Baillière, 1857.

21° Des bains de vapeur térébenthinée. — *Union méd.,* 1857.

SOUS PRESSE :

22° De la chlorose chez les deux sexes.

23° De la dyssenterie.

24° De la péritonite.

25° De la crainte dans le traitement de la folie.

LEÇONS
D'HYDROTHÉRAPIE

Professées à l'École pratique de Médecine de Paris

PAR LE

Docteur M. MACARIO,

Directeur de l'Etablissement hydrothérapique de Serin (près Lyon), Membre correspondant de l'Académie royale de Médecine de Turin, de la Société médico-psychologique de Paris, de la Société médicale du département du Cher, de la Société historique du même département, de la Société impériale de Médecine de Lyon, de l'Académie des Sciences et Lettres de Montpellier, Lauréat de la même Académie, etc.

———◇———

« C'est assurément aujourd'hui un des sujets de thérapeutique les plus intéressants que l'hydrothérapie. On ne peut douter qu'elle ne soit un moyen puissant, et on doit reconnaître aussi qu'il est peu de médications applicables à un plus grand nombre de cas divers. »

(Bailleux. Bull. général de Thérapeutique, Paris 1848.)

Prix : 2 francs.

PARIS,
GERMER-BAILLIÈRE,
Libraire-éditeur,

Rue de l'École-de-Médecine, 17.

1857.

Lyon. — Imp. Louis Perrin, rue d'Amboise, 6.

PRÉFACE.

Ces Leçons ont été professées à l'Ecole pratique de Médecine, dans le courant du mois de janvier de cette année. C'est ainsi que l'enseignement de l'hydrothérapie a fait pour la première fois son entrée officielle à l'Ecole de Paris.

L'accueil bienveillant et sympathique qu'un auditoire nombreux et choisi a fait à mes leçons me porte à croire qu'elles ne sont pas entièrement dénuées d'intérêt : c'est pourquoi je me suis déterminé à les publier.

Mon but est de populariser la nouvelle méthode, et de rendre par là service aux malades atteints d'affections chroniques jugées souvent incurables, et que l'hydrothérapie parvient généralement à guérir.

Je me suis efforcé de faire entrer dans un cadre restreint tout ce qu'il est utile de savoir sur cette branche la plus importante peut-être de la thérapeutique, en écartant avec soin les longueurs et les digressions scientifiques inutiles au but que je me suis proposé. J'ai voulu, en un mot, composer une espèce de *Manuel à l'usage des baigneurs*, dans lequel les médecins, qui n'ont pas le temps d'approfondir la matière, pussent cependant puiser les renseignements qu'il leur importe le plus de connaître.

Mon Cours est divisé en sept leçons. La première est consacrée à l'historique : elle était nécessaire pour prouver que l'utilité de l'eau froide n'est pas une chimère éclose de toute pièce dans un cerveau inculte, qu'elle a été reconnue dès la plus haute antiquité, et que son emploi hygiénique et médical a été préconisé par les autorités médicales les plus imposantes dans tous les temps et dans tous les lieux.

Les trois leçons suivantes sont consacrées à la description de la nouvelle méthode. Chaque procédé hydrothérapique est décrit avec soin, et est suivi de l'énumération des maladies dans lesquelles il est plus particulièrement indiqué.

Dans la cinquième leçon, il est question des bains de vapeur térébenthinée. Ces bains peuvent être employés soit seuls, soit combinés avec l'hydrothérapie : dans ce dernier cas, ils suppléent quelquefois avantageusement la sudation hydrothérapique ; ils sont surtout efficaces contre les névralgies et les affections rhumatismales et catarrhales chroniques.

Dans la sixième leçon, j'examine les effets physiologiques déterminés par l'application, soit externe, soit interne, de l'eau froide.

Le mot *réaction*, qu'on entend prononcer si souvent dans les établissements hydrothérapiques sans bien le comprendre, est expliqué clairement et mis, autant que possible, à la portée des personnes étrangères à la science.

Dans la septième et dernière leçon, enfin, je traite de l'exercice et du régime, des indications et des contre-indications de l'hydrothérapie. Je démontre que l'exercice et le régime font partie intégrante, essentielle de la nouvelle méthode ; qu'ils sont indispensables au succès du traitement, et que c'est à tort qu'ils sont négligés par beaucoup de malades. Cette négligence explique le peu de succès qu'on obtient ordinairement chez les malades externes par l'application de l'eau froide.

En parcourant le paragraphe des indications et des contre-indications, on distingue du premier coup-d'œil les maladies à hydrothérapie, de celles que la nouvelle méthode aggraverait au lieu de soulager. Ce paragraphe est important en ce qu'il évite aux médecins peu familiarisés avec l'hydrothérapie, des incertitudes et des hésitations toujours funestes aux malades.

Tel est le plan que j'ai suivi dans ce Cours ; je me suis efforcé de le remplir de mon mieux ; j'ai cherché surtout à m'expliquer d'une manière claire et intelligible pour tout le monde. Ai-je atteint mon but ? — Aux lecteurs à en juger.

LEÇONS

SUR

L'HYDROTHÉRAPIE.

Première leçon.

HISTORIQUE.

Messieurs,

Il manque encore, dans les écoles, l'enseignement public de l'hydrologie. C'est pour combler en partie cette lacune que je me suis déterminé à professer ce cours devant vous. Vous en comprendrez, j'espère, toute l'importance lorsque vous saurez que l'hydrothérapie, suivant le professeur Boyer, de Montpellier, doit être le point de départ et servir de terme de comparaison dans l'étude de l'hydrologie. En effet, Messieurs, ne vous semble-t-il pas évident qu'il importe avant tout de connaître exactement l'action de l'eau simple sur l'économie, pour pouvoir bien apprécier l'effet des eaux minérales ?

Je m'estimerai heureux, Messieurs, si je parviens à vous inculquer ces vérités et à propager parmi vous l'étude de cette branche importante de thérapeutique hydrologique.

L'hydrothérapie, après avoir été repoussée par la généralité des médecins, a fini par prendre droit de domicile dans la science. Je ne perdrai donc pas mon temps à la défendre devant vous. Le tableau historique que je vais bientôt vous tracer suffira surabondamment pour vous prouver, d'une manière irrécusable, que la méthode est basée sur des principes très anciennement connus et proclamés par les médecins les plus illustres de tous les temps et de tous les lieux. L'expérience d'ailleurs a prononcé d'une manière définitive : une foule de maladies réputées incurables guérissent par l'hydrothérapie. Aucun praticien instruit n'ose le contester aujourd'hui. Aussi voit-on les célébrités médicales de tous les pays adresser journellement des malades dans les établissements hydrothérapiques, après avoir épuisé auprès d'eux toutes les ressources de la thérapeutique ordinaire. Et il faut vraiment que cette médication soit d'une grande efficacité pour avoir vaincu à son endroit la résistance du corps médical, résistance d'autant plus grande qu'il y avait quelque chose de blessant pour l'amour-propre à reconnaître qu'un paysan inculte, étranger à toute notion scientifique, a trouvé une voie nouvelle pour arriver à guérir des maladies jugées jusqu'alors sans remède. « Mais qu'importe d'où le bien arrive quand il touche l'humanité ? Le premier devoir de l'honnête homme, comme le dit M. Scoutetten, n'est-il pas de l'accueillir avec reconnaissance ? Depuis longtemps Hippocrate nous a donné ce noble exemple ; il ne croyait pas manquer à sa dignité en interrogeant les tables votives déposées dans les temples par les malades heureux de leur guérison, et qui souvent ne l'avaient obtenue qu'en s'abandonnant à leurs inspirations instinctives. Il ne faut pas se le dissimuler, toute science commence par l'empirisme, et la médecine n'est pas encore dépouillée complètement de cette enveloppe primitive (1). »

L'hydrothérapie est donc une médication puissante qui, maniée par des mains habiles, est appelée à rendre de grands services ; et elle ne tardera pas, je l'espère, à devenir populaire en France, comme elle l'est en Allemagne et en Angleterre. Mais, pour ne pas faire tomber dans le discrédit un moyen si énergique de guérison, il importe de ne

---

(1) De l'hydrothérapie, p. vii.

pas l'appliquer indistinctement à tous les malades, de ne pas en faire une panacée universelle, car il est des maladies contre lesquelles elle est impuissante, et d'autres qu'elle pourrait aggraver d'une manière funeste. Il sera question plus tard de ses indications et de ses contre-indications.

En France, il faut l'avouer, nous sommes encore arriérés en fait d'hydrothérapie. Il est des départements entiers où la nouvelle méthode est complètement inconnue, et dans les centres de population, comme à Paris, Lyon, Marseille, etc., etc., elle inspire encore une grande répugnance aux malades, et parfois même à certains médecins ; et enfin, si on se décide à essayer de ce moyen, ce n'est qu'en tremblant et pendant les fortes chaleurs de l'été. Or, il est reconnu que l'hydrothérapie est très efficace en hiver. Cette remarque a déjà été faite par Priesnitz lui-même. Dans la saison rigoureuse, en effet, les fonctions de la peau sont diminuées, et les organes internes sont presque seuls chargés des fonctions absorbantes et sécrétantes. Or, rien n'est plus apte que l'eau froide à l'intérieur et à l'extérieur pour empêcher la peau de céder à cette tendance générale d'un retrait de l'activité vitale de la périphérie au centre, et, en outre, la masse du sang, qui tend à s'accumuler trop à l'intérieur, est réprimée, la circulation des

humeurs est rendue facile, uniforme, et l'é-
quilibre nécessaire est conservé.

L'hydrothérapie a pris naissance en Allemagne où elle est appelée *Kaltwasserkur*,
traitement par l'eau froide. C'est à un obs-
cur paysan de la Silésie autrichienne, nom-
mé Vincent Priesnitz, qu'elle doit son origine. Le nom de l'inventeur devint célèbre,
on accourait en foule de tous les points du
globe à Græfenberg pour s'y faire traiter
par Priesnitz, qui ne tarda pas à acquérir
une immense fortune.

Il ne sera pas sans intérêt de vous faire
connaître comment Priesnitz fut conduit à
la découverte de l'hydrothérapie. C'était en
1828, à l'époque de la fenaison ; Priesnitz
reçut à la tête un coup de pied de cheval
qui le renversa par terre, et les roues du
chariot qu'il conduisait lui passèrent sur
le corps et lui brisèrent plusieurs côtes. Les
médecins jugèrent le cas grave, et déclarè-
rent le malade estropié pour toute sa vie ;
c'est alors que celui-ci eut l'idée de recourir à l'usage de l'eau froide à l'intérieur et à
l'extérieur, et il y réussit si bien que la guérison la plus complète ne tarda pas à s'ef-
fectuer. Cette cure fit grand bruit, et attira
à son auteur les malades réputés incurables
des environs. La guérison rendit ceux-ci en-
thousiastes de la nouvelle méthode, et ils
firent des prosélytes nombreux. C'est ainsi

que prit naissance l'établissement de Græfenberg, dont la prospérité fit de rapides progrès, au point de devenir le rendez-vous des
incurables du monde entier. Vous pourrez
vous faire une idée d'une telle prospérité,
lorsque vous saurez qu'en 1840, douzième
année de sa fondation, il y avait 1,576 malades de tout pays et de tout rang.

Telle est, Messieurs, l'origine de l'hydrothérapie moderne ou actuelle. Je dis l'hydrothérapie moderne ou actuelle ; car il est certain que l'eau a été employée dès la plus
haute antiquité comme moyen hygiénique
et thérapeutique, et ne cessa de compter en
sa faveur les autorités les plus grandes et
les plus imposantes.

L'usage des bains sous différentes formes figure, chez les peuples d'Orient surtout, parmi les dogmes religieux, dans leurs
habitudes domestiques et dans leurs mœurs
hospitalières.

Moïse prescrivait de fréquentes ablutions
d'eau froide aux lépreux. Élisée guérit de la
lèpre Naaman, général des armées du roi
de Syrie, par les bains froids du Jourdain :
*Descendit, et lavit in Jordane septies jux-
ta sermonem viri Dei, et restituta est caro
ejus, sicut caro pueri parvuli, et mundatus
est.* (L. IV *Regum,* c. v, v. 14.)

Les Scythes et les Mèdes se servaient de
l'eau froide comme moyen fortifiant et pré-

servatif. Les bains froids, sous toutes les formes, faisaient partie des exercices gymnastiques en Grèce, et à Sparte ils furent sanctionnés par une loi et rendus obligatoires à tout âge et à tout sexe. Or les Spartiates, comme vous le savez, étaient les plus beaux, les plus forts et les plus agiles de tous les Grecs.

A Rome, jusqu'à l'an 555, l'eau fut le remède le plus universel et le principal agent hygiénique. Et, chose remarquable! tant qu'il en fut ainsi, les Romains conservèrent une force corporelle égale à leur grandeur d'âme.

Les médecins grecs et romains, tels qu'Hippocrate, Asclépiade, Prodicus, Philotas, Pétrone, Arétée, Galien, Ant. Musa, Charmis, Celse, Alex. de Tralles, Rufus, Aëtius, Paul d'Egine, etc., employaient souvent l'eau froide dans une foule de maladies.

Dans toute cette période qui s'étend depuis Moïse, 1571 avant Jésus-Christ, jusqu'à Mahomet, c'est-à-dire jusque vers la fin du vi⁰ siècle, c'est dans les écrits d'Hippocrate, de Celse et de Galien que vous trouverez les documents les plus complets sur l'emploi hygiénique et médical de l'eau. Ce liquide était surtout employé dans les maladies aiguës, et particulièrement dans les fièvres ardentes, en boisson et sous forme de lotions, d'aspersions et de bains, à des températures différentes.

Vers la fin du vi^e siècle, le législateur des Arabes, Mahomet, comprenant sans doute, comme le dit M. Scoutetten, la nécessité de maintenir la souplesse de la peau, de la fortifier contre les oscillations journalières de la température africaine, prescrivit, à l'exemple de Moïse, de fréquentes ablutions d'eau froide, et bannit complètement l'usage du vin et des liqueurs fortes : « O croyants, s'écrie-t-il, avant de commencer la prière, lavez-vous le visage et les mains jusqu'au coude, essuyez-vous la tête et les pieds jusqu'aux talons. Purifiez-vous après vous être approchés de vos épouses (1). » Et notez, Messieurs, que les Mahométans font la prière cinq fois par jour, et que chaque prière doit être précédée d'une ablution. Cette pratique est évidemment salutaire aux disciples du Prophète, comme le prouvent la force musculaire et la beauté des formes qu'on remarque chez eux.

Parmi les médecins arabes qui parlent avec avantage de l'eau froide comme agent thérapeutique, nous citerons Rhazès et surtout Avicenne. Le premier conseillait les

____

(1) Coran, chap. v, 6e table. Trad. de Pavary, 1826.

bains froids comme moyen préservatif de la variole, et le second dans les fièvres ardentes.

Dans le moyen-âge, époque malheureuse dans laquelle le flambeau de la civilisation faillit s'éteindre complètement, l'usage de l'eau a été abandonné dans presque toute l'Europe, excepté en Italie, où Pierre d'Abano et Pierre Tussignago au xiiie siècle, Jean de Dondis et Gentile de Foligno au xive, Savonarola et Bianchelli au xve, préconisèrent les bains d'eau froide comme moyen thérapeutique. Barizzi, après avoir fait l'éloge des lotions froides pratiquées immédiatement à la sortie des bains tièdes, va même jusqu'à ordonner les douches ascendantes froides dans les maladies de matrice.

Dans le xvie siècle, Cardan, Mercuriali, Bartolomeo Viotti à Clivalo, Ugolino di Monte-Catino, Amatus Lusitanus, Guather d'Andernach, conservèrent intactes les traditions de l'antiquité et vantèrent l'utilité de l'eau froide à l'intérieur et à l'extérieur dans les maladies. Viotti l'employait déjà à cette époque sous forme de douches; encore un pas, et il aurait inventé l'hydrothérapie telle que nous l'entendons aujourd'hui.

En 1638, L. Septala recommande les douches froides contre les coups de soleil et la céphalalgie, et l'eau en boisson contre la diarrhée et les coliques.

Vers cette même époque, Hermann, Van der Heyden en Belgique, et, vers la fin du siècle, Robert Wittie et Jean Floyer en Angleterre, furent des partisans dévoués et parfois même exagérés de l'emploi médical de l'eau froide.

Hermann s'en servait contre la congélation des membres, la migraine, la manie, la paralysie, la constipation; et, dans une épidémie de dyssenterie, il dit avoir guéri 360 malades avec l'eau fraîche prise en boisson.

Floyer vanta l'eau à l'intérieur et à l'extérieur contre l'odontalgie, l'angine, l'encéphalite, les maladies des voies urinaires, les hémorrhoïdes, le rachitisme, etc. Baynard, Pitcairn et Blair embrassèrent sa doctrine; Haller, par contre, l'en blâma en lui reprochant de vouloir faire de l'eau un remède à tous les maux : *Denique ipsam pestem balneo frigido expugnare vult*, dit-il. Mais il n'est pas moins vrai que Floyer, comme le dit M. Scoutetten, fut le premier médecin qui abandonna la pratique routinière des médecins du moyen-âge par rapport à l'eau, lesquels ne firent que se copier servilement les uns les autres, les Arabes invoquant l'autorité de Galien, et leurs successeurs celle d'Avicenne. Floyer rompit bravement avec eux, et fit de nobles efforts pour remettre en vigueur les préceptes des anciens. Il fut, en outre, le premier qui recommanda l'eau froide contre quelques maladies chroniques ; mais son enthousiasme et son exagération lui firent du tort, et ses préceptes ne tardèrent pas à tomber dans l'oubli.

Avec le XVIIIe siècle commence une nouvelle ère pour l'eau froide : c'est la troisième période de M. Scoutetten, et ce fut Frédéric Hoffmann, professeur à l'Université de Hall, qui l'inaugura par la publication de sa dissertation *de Aqua medicina universali*, où il préconise l'eau froide en boisson et sous forme de bains dans les maladies aiguës et chroniques, dans les fièvres ardentes, les obstructions chroniques des viscères et des glandes, dans la néphrite, la goutte, le scorbut, etc.

En 1729, Hoffmann publia un second écrit : *De Aquæ frigidæ potu salutari*, dans lequel il fit connaître les bons effets qu'il obtint de l'eau froide dans les fièvres bilieuses ardentes, dans la synoque bilieuse ou catarrhale, dans l'inflammation des intestins et le choléra. Enfin, il termine en signalant l'abus pernicieux que plusieurs médecins anglais et français ont fait de ce moyen.

Dès cette époque l'usage de l'eau fut répandu dans toute l'Europe, et donna lieu à des guérisons inespérées. Les écrits qui parurent sur ce sujet furent très nombreux.

Les deux frères Hahn, Schwertner, Beer, Kruger, Pietsch et Ferro, en Allemagne, marchèrent sur les traces d'Hoffmann ; ils administrèrent l'eau froide à l'intérieur et à l'extérieur, contre les maladies aiguës et contre les maladies chroniques.

Jean-Godefroi Hahn obtint un éclatant succès, par l'usage de l'eau froide à l'extérieur, dans une fièvre continue épidémique extrêmement grave qui ravagea la ville de Breslau en 1737. Il fut le seul médecin heureux dans cette terrible épidémie. Il faisait continuellement fomenter le corps de ses malades avec des éponges trempées dans l'eau ; une douce transpiration survenait ordinairement, et la diminution rapide de la maladie conduisait à la convalescence. Les malades soumis à d'autres traitements succombèrent presque tous.

Hahn fut atteint lui-même par l'épidémie, et il se guérit par le même traitement.

De Moneta, qui exerçait à Varsovie, employait l'eau pour combattre les inflammations commençantes de la poitrine, le coryza, les angines. Il prescrivait des pédiluves froids et même glacés, et des fomentations froides autour du cou et sur la poitrine. Lorsqu'il y avait pneumonie, il débutait par la saignée.

Boerhaave reconnut aussi l'efficacité de l'eau et l'employa avec précaution et succès. Mais c'est en Italie surtout que, dans le xviii siècle, l'eau fut employée avec le plus d'audace : c'est Rovida, d'Aragon, qui en introduisit l'usage à Naples vers 1700. Fra Bernardo-Maria di Castrogianna, élève de Rovida, opéra à l'aide de l'eau des cures merveilleuses qui firent grand bruit dans toute l'Europe ; il l'employait largement, et souvent sans discernement, à l'intérieur et à l'extérieur. Son but était d'obtenir des crises par la peau, les urines et les garde-robes. Todano et Sangez renchérirent encore sur le frère Bernard, au point que le premier de ces médecins avait été surnommé le médecin à l'eau, *medicus per aquam*, et le second, le médecin à la glace, *medicus per glaciem*. Ces deux empiriques rivalisaient de témérité et d'extravagance. — Todano faisait avaler à ses malades cinq litres d'eau glacée toutes les trois heures, et les nourrissait avec deux ou quatre jaunes d'œuf par jour. Sangez faisait placer les siens tout nus dans un drap double suspendu comme un hamac, les entourait de neige jusqu'à la bouche, leur faisait boire de l'eau glacée, et les faisait balancer jusqu'à ce que la neige fût fondue. C'étaient les fièvres graves particulièrement que Sangez traitait de la sorte. — On peut se figurer combien ces deux empiriques ont dû tuer de malades.

L'illustre et infortuné Cirillo fut plus sage : il systématisa méthodiquement l'emploi de l'eau dans les fièvres aiguës et malignes, dans les diarrhées, les dyssenteries, la colique, la lienterie, l'ischurie et la dysurie, le choléra-morbus, l'affection hypochondriaque et hystérique, etc. Cirillo a obtenu de la sorte d'éclatants succès, et peut-être, qui le sait ? si la hache du bourreau n'eût pas tranché cette noble et illustre tête, eût-il inventé l'hydrothérapie telle qu'on la pratique aujourd'hui.

Vallisneri imita l'exemple de Cirillo : il fit l'histoire médicale de l'eau, et déclara professer une haute estime pour cet agent ; mais il s'éleva en même temps avec énergie contre l'abus qu'on en faisait.

Malgré les efforts de ces illustres praticiens, l'usage de l'eau, après avoir excité l'enthousiasme public, fut presque entièrement abandonné en Italie et ailleurs, et ce n'est que plus d'un demi-siècle après, que Giannini le remit en honneur contre les fièvres continues et intermittentes, la peste, la fièvre jaune, la variole, la rougeole, la scarlatine, etc.; il se servait des immersions froides, dont la durée variait de cinq à quinze minutes, suivant la force des malades et les phénomènes qu'ils présentaient.

Giannini repoussait les affusions employées par Wright et Currie en Angleterre, les frictions recommandées par de Hahn, Brandreth et Grégory d'Edimbourg, ainsi que les lotions de Cirillo et les frictions à la glace de Samoïlowitz. Mais, après la mort de Giannini, l'eau fut de nouveau délaissée.

En Angleterre les travaux et les préceptes de Floyer et de Baynard avaient été oubliés aussi, et, comme en Italie, l'emploi de l'eau avait été abandonné.

Vers la fin du XVIIIe siècle, Wrigth, Currie, Grégory d'Edimbourg, Robert Jackson, Brandreth, Mac-Lean et Girard réhabilitèrent l'usage hygiénique et thérapeutique de l'eau contre le typhus, la fièvre jaune, les fièvres malignes et éruptives, etc.

Currie arrêta brusquement une épidémie de typhus dans le 50e régiment par les aspersions avec l'eau de mer. Un succès si éclatant popularisa la méthode dans tout le pays. Mais la grande influence que ses écrits exercèrent sur l'esprit des médecins s'affaiblit peu à peu, au point que l'usage de l'eau finit par tomber en désuétude en Angleterre et en Ecosse, comme il était tombé en Italie.

Vers le milieu du XVIIIe siècle, Pomme, en France, était un partisan enthousiaste de l'eau : il l'employait tiède ou froide, et même glacée, avec une très grande hardiesse et même avec témérité, et c'est peut-être là la cause du discrédit dans lequel tomba son système, malgré les nombreux succès qu'il obtint dans sa pratique. Il faisait macérer ses malades dans l'eau froide pendant douze heures, en la renouvelant dès qu'elle se réchauffait.

Hecquet fut encore plus téméraire que Pomme : il en fit un usage si immodéré et si extravagant, que Le Sage le peignit dans son roman de *Gil-Blas* sous le nom du docteur Sangrado. Hecquet combinait ordinairement l'eau, et souvent c'était de l'eau chaude, avec les saignées abondantes.

Geoffroy, de Marseille, était partisan de Hecquet.

Les autres médecins français du xviiie siècle, qui s'occupèrent en France des effets de l'eau, sous le rapport hygiénique et médical, furent Portal, Tissot et Grimaud. Portal prescrivait les affusions froides dans l'asphyxie par le charbon. Tissot, dans son *Avis au peuple sur la santé*, loue beaucoup les bains froids et blâme sévèrement l'usage des bains chauds ; il veut qu'on lave à l'eau froide et qu'on élève au grand air les enfants, surtout les enfants faibles et languissant, afin de les fortifier. Il préconise aussi les bains froids dans la faiblesse des nerfs, et pour les personnes chez lesquelles la transpiration se fait mal.

Grimaud considère l'eau froide à l'intérieur et à l'extérieur comme l'un des plus puissants remèdes qu'on puisse employer contre les affections bilieuses et l'irritabilité des nerfs, les fièvres aiguës, etc.

Après Grimaud, l'eau fut oubliée en France, au point que Pinel, qui suivit Grimaud, n'en dit mot dans sa *Nosographie philosophique*.

En Russie, malgré l'usage depuis un temps immémorial des bains dits *Russes*, l'emploi médical de l'eau froide n'a point eu de partisan. Vers la fin du xviiie siècle, on ne trouve guère que Samoïlowitz qui se décida à traiter, et avec succès, la peste qui envahit Moscou en 1771, par les frictions avec la glace et les boissons glacées.

Dans le xixe siècle, l'usage de l'eau va prendre un nouvel essor en Europe. Hufland, en Prusse, recommande l'eau froide contre les fièvres, les contusions et les blessures. A l'exemple de Tissot, il conseille fortement, dans son *Art de prolonger la vie*, de laver tous les matins les enfants avec de l'eau froide, depuis la tête jusqu'aux pieds. « Des incommodités légères, dit-il, ne sont même pas un motif suffisant de s'en abstenir. » En 1821, il proposa un prix de 50 ducats sur l'emploi externe de l'eau

froide dans les fièvres aiguës. Ce fut Frœlich qui remporta le prix. Frœlich était
déjà connu dans la science par un ouvrage
fort intéressant sur les avantages des bains
froids et tièdes dans la fièvre nerveuse, la
scarlatine et plusieurs autres maladies aiguës et chroniques.

La durée du bain ne doit être, suivant ce
médecin, que de quelques minutes, c'est-à-
dire jusqu'à ce que le malade éprouve des
frissons.

Dans la même année, Milins, en Russie,
publia un livre intéressant sur les immersions froides dans les maladies. Deux ans
auparavant, c'est-à-dire en 1818, Arms-
trong préconisait en Angleterre les ablutions froides contre la scarlatine, puis deux
ans plus tard contre le typhus, les fièvres
continues et les maladies inflammatoires.

En 1802, Desgenettes rapporte, dans
l'*Histoire médicale de l'armée d'Orient*,
l'observation d'un artilleur qui, dans un
accès de délire, s'échappa du lazaret de
Boulack et alla se précipiter dans le Nil,
ayant deux bubons et un charbon pestilen-
tiel : il en fut retiré au bout d'une demi-
heure, et sa guérison succéda presque immédiatement à cet événement.

En 1803, Laudin soutint devant la Faculté
de Paris une thèse sur *l'application de la
méthode analytique à la recherche des*

effets du froid sur l'homme en santé et en maladie. D'autres thèses sur le même sujet ne tardèrent pas à être présentées et soutenues par Lagorce, Minot et Bécourt.

Puyet, Valentin, Cailliot conseillent le régime aqueux contre la fièvre jaune; Schaal et Hessert obtinrent de très bons résultats par les lotions et les ablutions froides dans le traitement de la miliaire qui régna épidémiquement en 1812 dans le département du Bas-Rhin.

Moricheau - Beaupré publia, en 1817, son ouvrage sur *les effets et les propriétés du froid*, avec un Aperçu historique et médical sur la campagne de Russie. Les moyens qu'il conseille sont les boissons froides, la glace, le bain froid, l'immersion, la douche, l'affusion, l'aspersion, la fomentation, la lotion ou le lavage, le gargarisme et les diverses espèces d'injections. On trouve dans ce livre des préceptes sages et utiles ; mais l'auteur était loin, comme le dit M. Scoutetten, de connaître les ressources de l'hydrothérapie et les véritables indications qui en réclament l'emploi.

En 1821, M. Guersan publia, dans *le Dictionnaire de Médecine* en vingt-un volumes, un article sur les affusions froides ; mais les préceptes qu'il donne à ce sujet sont très vicieux : néanmoins il en obtint d'excellents résultats. « J'ai vu, dit-il, des malades presque délirants, tellement frappés eux-mêmes du soulagement qu'ils éprouvaient des affusions froides, qu'ils les demandaient chaque jour avec instance. Je suis loin de regarder ce moyen comme infaillible dans ces maladies, ainsi que le prétendent quelques-uns des partisans exagérés de l'emploi de l'eau froide ; mais c'est, à mon avis, l'agent thérapeutique le plus puissant que nous ayons à leur opposer. »

En 1824, M. Tanchou fit paraître une brochure intitulée : *Du Froid et de son application dans les maladies*, ouvrage très bien fait et très utile à consulter. M. Tanchou admet que le premier effet d e l'eau froide est débilitant, et le second tonique. Il s'en sert contre les maladies internes et externes, à savoir : contre les contusions et les plaies contuses, l'érysipèle, le phlegmon, la brûlure ; il conseille la glace sur l'abdomen dans les péritonites. Ce traitement lui a toujours réussi dans cette maladie. Suivant ce médecin, le froid est l'antidote naturel de l'inflammation.

En 1828, M. Barbier, d'Amiens, fit connaître les bons effets qu'il obtint de l'application de l'eau froide, à l'aide de serviettes mouillées, le long du rachis dans les fièvres ataxique et typhoïde. Et, chose remarquable ! M. Barbier, qui est un médecin très distingué et instruit, crut avoir fait une découverte en administrant l'eau froide à un malade atteint de fièvre ataxique. Cela prouve l'oubli profond dans lequel était tombé en France l'usage médical de l'eau.

Lisfranc et Dupuytren se sont bien trouvés des affusions froides dans le traitement de la chorée. Dupuytren avait surtout recours aux immersions. Le malade était saisi par deux hommes, qui lui tenaient, l'un les pieds, l'autre les jambes, et qui faisaient passer rapidement tout son corps entre deux lames d'eau froide contenues dans une baignoire. Cette manœuvre était répétée cinq à six fois dans l'espace de 15 à 20 minutes. Lisfranc et Dupuytren n'eurent point d'imitateurs.

En 1839 enfin, M. La Corbière publia un *Traité du froid, de son action et de son emploi intus et extra en hygiène, en médecine et en chirurgie*, où il recommande surtout l'emploi de la glace, et voudrait voir s'établir partout des glacières.

Ce n'est pas seulement dans les maladies internes que l'eau a été mise en usage par les anciens, mais encore dans les maladies chirurgicales, et avec un succès constant.

Patrocle, au siége de Troie, après avoir retiré le dard qui avait blessé Euripide, lave simplement la plaie avec de l'eau froide.

Hippocrate, Celse et Galien parlent avec avantage de l'eau comme topique. Le second de ces auteurs est le premier dans l'antiquité qui fasse mention de plumasseaux imbibés d'eau pour obtenir la cicatrisation des plaies. Aëtius vante également les bons effets de l'eau dans les maladies externes.

Dans le moyen-âge, l'emploi de l'eau dans les maladies chirurgicales fut délaissé comme il l'avait été dans les maladies internes. Dans le xve siècle, on ne la voit guère qu'entre les mains des charlatans, qui donnent à entendre que c'est par des charmes et des conjurations que l'eau acquiert des vertus curatives ; et ces pratiques superstitieuses trouvèrent des défenseurs parmi quelques savants de l'époque, entre autres un professeur de médecine, le célèbre Glocénius et le Père Robert, de la Compagnie de Jésus.

Van-Helmont, et plus tard Palazzo et Ambroise Paré, s'élevèrent contre ces superstitions et ces sortiléges. « Je dy que ce ne sont les paroles ni les croix, dit A. Paré, mais c'est l'eau qui nettoye la playe, et par sa froideur garde l'inflammation et la fluxion qui pourroient venir à la partie offensée. »

Mais, malgré l'autorité de ces noms, cette pratique n'a cessé de continuer et elle continue encore de nos jours, non-seulement dans les campagnes, mais encore dans les grands centres de population.

Un médecin italien, contemporain d'A. Paré, se déclare aussi partisan de l'eau dans le traitement des plaies.

En 1565, Fallopio faisait un grand usage de l'eau froide ou tiède contre les ulcères, et Palazzo dit qu'il n'existe point de meilleur topique que l'eau simple pour ce genre d'affections.

En 1601, Fr. Martel, chirurgien d'Henri III, puis d'Henri IV, se servit aussi de l'eau froide dans le traitement des plaies, et, à l'exemple de Palazzo et d'A. Paré, il blâme sévèrement les pratiques des charlatans dans l'emploi de ce liquide. « Je dy donc encore une fois, dit-il, que j'ai traicté plusieurs playes avec l'eau seule, et estant aux armées, dépourveu de tout autre remède, et en ay veu des succès très heureux... »

Enfin Chirac et Lamorier se montrèrent également, dans le xviiie siècle, grands partisans de l'eau dans les maladies externes.

Un peu plus tard, en Allemagne, d'illustres chirurgiens, tels que Heister, Platner, Richter, Schmacker, Theden, Danter, préconisèrent à l'envi l'usage de l'eau en chirurgie; et cependant, malgré tant de travaux et tant de noms illustres, on a vu son emploi dans les maladies externes tomber dans un oubli presque complet; et ce n'est que vers la fin du xviiie siècle que Percy et Lombard imprimèrent une nouvelle impulsion à l'emploi chirurgical de l'eau froide.

Le célèbre chirurgien en chef de l'armée française, comme on sait, employait constamment l'eau simple en topique contre les accidents traumatiques, et il en obtint des succès innombrables; car jamais médecin n'avait expérimenté sur un aussi grand théâtre. « C'est principalement, dit-il, dans les plaies avec déchirement des membranes, des aponévroses, des tendons, etc., que l'eau a le plus d'efficacité. Avec elle j'ai sauvé dans une foule de circonstances, où aussi bien je n'avais pas d'autres secours à ma portée, des membres et surtout des mains et des pieds qui étaient à tel point dilacérés et maltraités, qu'il paraissait imprudent d'en différer l'amputation. »

En présence de tant de succès, Percy, enthousiasmé, s'écriait : « Sydenham disait qu'il renoncerait à la médecine, si on lui ôtait l'opium; pour moi, j'aurais abandonné la chirurgie des armées, si on m'eût interdit l'usage de l'eau. »

Mais, qui le croirait ? peu de temps après Percy l'usage de l'eau fut encore négligé et oublié, au point que Breschet, A. Bérard,

Josse et Roguetta crurent de nos jours avoir fait une grande découverte en chirurgie, en employant les arrosions continues d'eau froide dans le traitement des plaies, des brûlures, du panaris, du phlegmon, de l'érysipèle, des fractures compliquées et autres lésions traumatiques.

Semblable aux grandes innovations, aux grandes vérités en général, comme le dit M. Bigel, l'utilité pratique de l'eau eut besoin de vaincre mille obstacles, de subir mille vicissitudes, de passer de siècle en siècle, de nation en nation, pour parvenir, en se développant et se perfectionnant continuellement, à son point de maturité scientifique, et se faire reconnaître généralement et irrévocablement comme telle.

Comme on le voit d'après l'esquisse historique que je viens de tracer rapidement, l'emploi hygiénique et médical de l'eau est loin d'être nouveau; seulement, avant Priesnitz, on ne s'est servi de ce liquide que comme d'un moyen accessoire destiné à seconder l'action des remèdes internes.

Entre les mains des anciens, comme le dit M. Scoutetten, l'eau était tout simplement un moyen empirique dont ils ne comprenaient pas le mode d'action.

Nous sommes donc en droit de conclure que l'hydrothérapie, telle qu'on la comprend aujourd'hui, c'est-à-dire l'ensemble des divers procédés, la doctrine qui préside à leur application, le but qu'on veut atteindre et les résultats obtenus, est une invention moderne qui exigea la création d'établissements spéciaux pour le traitement des maladies chroniques, et l'honneur en revient entièrement à l'humble paysan de la Silésie.

La nouvelle méthode est particulièrement indiquée contre un grand nombre de maladies chroniques, et ce n'est en général que les malades atteints de ces affections qui peuplent ce genre d'établissements. Cependant on pourrait l'appliquer avec avantage à un grand nombre de maladies aiguës, et ce n'est guère, comme nous l'avons vu, que contre ces maladies que les anciens employaient l'eau froide.

Dans la prochaine leçon, nous entrerons dans le vif de la question ; nous décrirons les divers procédés qui constituent la nouvelle méthode.

Deuxième leçon.

DESCRIPTION DE LA MÉTHODE HYDROTHÉRAPIQUE.

§ I.

Moyens internes.

Messieurs,

L'eau est la meilleure des choses, a dit un grand poète de l'antiquité (1) ; elle est la boisson la plus nécessaire à l'homme, comme aux animaux. Aucun être organisé ne peut s'en passer. Elle est le meilleur dissolvant et le meilleur délayant que l'on connaisse : « Étancher la soif, réparer les pertes que fait continuellement en fluides l'organisme, favoriser la digestion en fortifiant les organes à ce destinés, aider l'absorption des substances acides, rafraîchir et fluidifier la masse des liquides en circulation, délayer, dissoudre et rendre plus propres à être éliminées les substances morbides et stagnantes, augmenter et activer les

____

(1) Pindare, *Olymp.* i, i.

sécrétions , hâter les excrétions , surtout celles de l'urine qui éloigne une foule de substance nuisibles , alléger la respiration en aidant l'oxigénation du sang de toutes parts, enfin établir et maintenir dans toutes les fonctions normales de l'organisme l'harmonie la plus parfaite possible, sont autant d'avantages attachés à un usage bien combiné de l'eau fraîche et pure prise à l'intérieur. » (Bigel.)

Il est important de faire un choix judicieux de l'eau qu'on destine aux usages hydrothérapiques : elle doit être limpide, incolore, inodore, fraîche, légère, agréable au goût et parfaitement aérée. Ce sont là des qualités indispensables. L'eau de source est infiniment préférable à toute autre eau. L'eau est bonne lorsqu'une solution de savon n'y forme qu'un précipité léger, qu'elle blanchit parfaitement le linge et que les légumes y cuisent bien.

On a dit que l'usage habituel de l'eau éteint la vivacité du génie, et diminue les forces virile et musculaire. C'est là une grande erreur : Cyrus, Démosthène, Milton, Charles XII, Silvio Pellico et André Tiraqueau étaient de francs buveurs d'eau. La fécondité virile et littéraire de ce dernier était telle qu'on a composé, à ce sujet, les vers suivants :

Tiraqueau, fécond à produire,
A mis au monde trente fils ;
Tiraqueau, fécond à bien dire,
A fait pareil nombre d'écrits.
S'il n'eût point noyé dans les eaux
Une semence si féconde,
Il eût enfin rempli le monde
De livres et de Tiraqueaux (1).

On ne peut préciser d'avance la quantité d'eau que chaque malade doit boire dans les vingt-quatre heures, pendant le traitement hydrothérapique. Cette quantité varie suivant la saison, la température, l'âge, la constitution individuelle, la nature de la maladie, l'habitude, etc. Il est des personnes qui ne peuvent la tolérer qu'à des doses très modérées et prises par gorgées : ce sont les sujets d'une constitution débile, d'un tempérament lymphatique, dont la force de réaction est faible et l'estomac très susceptible. Il y aurait du danger à forcer ces malades à boire plus qu'ils ne peuvent. Il en est d'autres, par contre, qui peuvent en avaler des quantités énormes, sept à huit litres par jour : ce sont les sujets parfaitements constitués, sanguins ou bilieux. Les vieillards et les enfants supportent moins

---

(1) Cité par M. Gillebert d'Hercourt, dans ses *Observations sur l'Hydrothérapie*.

bien l'eau que les adultes: les premiers, parce qu'ils font peu d'exercice ; et les seconds, parce qu'ils digèrent rapidement et qu'ils se refroidissent vite.

La quantité doit encore varier suivant l'effet qu'on se propose d'atteindre. Veut-on, par exemple, obtenir un effet tonique ? on boira de l'eau très froide et à doses modérées. Veut-on, par contre, obtenir un effet sédatif ? l'eau devra être moins froide, les doses plus élevées et plus fractionnées. Veut-on enfin obtenir un effet dépuratif ? on en boira une quantité encore plus considérable.

Terme moyen, on doit en boire environ deux litres et demi à trois litres par jour, à doses fractionnées bien entendu. En hiver, on en boira moitié moins et à doses plus fractionnées encore, par quarts de verre, par exemple.

Certains malades croient atteindre plus sûrement et plus promptement le but qu'ils désirent si vivement, la guérison, en avalant pendant longtemps d'énormes quantités d'eau. C'est là une erreur qu'il importe de détruire ; car on ne fait, par là, qu'affaiblir les fonctions digestives, modifier trop profondément les humeurs et surtout le sang, fatiguer les reins en les contraignant à une sécrétion excessive ; on soutire, en outre, une trop grande quantité de calorique à la fois aux organes internes, d'où le trouble de leurs fonctions.

Prise à des doses convenables, l'eau exerce, au contraire, une action excitante sur le tube digestif : elle stimule les fonctions de l'estomac, active les mouvements péristaltiques de l'intestin, et va parfois jusqu'à provoquer la diarrhée chez les sujets impressionnables.

C'est au début du traitement surtout qu'on doit boire avec prudence et mesure, aller pour ainsi dire en tâtonnant jusqu'à ce que la tolérance se soit établie ; on pourra alors augmenter la dose de l'eau sans inconvénient. Il n'est pas rare à cette époque, comme je viens de le dire, de voir survenir de la diarrhée. Lorsque celle-ci est légère, on ne doit pas s'en préoccuper ; si elle est trop abondante, on l'arrête avec un quart de lavement laudanisé pris le soir avant de se coucher.

C'est le matin, à jeun surtout, que l'eau doit être prise en abondance, car on a remarqué que les sécrétions sont plus actives dans la matinée.

Pendant les repas on boira modérément de l'eau, et on s'en abstiendra immédiatement après, jusqu'à ce que la digestion soit faite.

Il n'est pas indifférent de boire pendant qu'on est en repos ou bien en mouvement.

Dans le premier cas, l'ingestion de l'eau froide, en soustrayant une trop grande quantité de calorique à la fois, produit le ralentissement de toutes les fonctions, excepté de celles des reins : de là des congestions redoutables vers les organes importants, surtout vers les poumons ou le foie; et cela est aisé à comprendre, car le repos est déjà par lui-même une cause de refroidissement.

Il importe donc de se promener quand on boit beaucoup d'eau, car le mouvement active la circulation, développe la chaleur, favorise les fonctions de la peau, augmente l'exhalation pulmonaire, et diminue la sécrétion des reins. L'exercice ne doit cependant pas être trop violent, de manière à provoquer la sueur; car, dans ce cas, on courrait un autre danger, celui d'arrêter trop brusquement la transpiration active, de congestionner les organes internes, et partant de donner naissance à l'inflammation de quelques-uns d'entre eux.

Il n'en est pas de même lorsque la sueur est produite par l'élévation artificielle de la température externe ou par le maillot. On peut, dans ce cas, boire froid impunément. Pourquoi cette différence? C'est que, dans le premier cas, tous les organes se trouvent dans une sorte d'activité fébrile; la transpiration n'est pas le fait prédominant, elle n'est que l'indice de l'excitation générale. Rien d'étonnant, dès-lors, qu'un refroidissement subit amène de graves désordres.

Dans le procédé hydrothérapique, par contre, l'organisme continue son jeu habituel sans secousses, sans violence et presque avec son rhythme normal. Quand la sueur arrive, la peau seule est vivement stimulée, et l'ingestion de l'eau à l'intérieur, ou l'immersion dans ce liquide, ne fait qu'enlever l'excès de calorique, sans produire aucune secousse dans l'économie : car, ici, la transpiration est passive ; elle n'est pas, comme dans le premier cas, le résultat de l'excitation générale de tout l'organisme.

L'eau en boisson ne doit pas être prise trop froide, au-dessous de 6 ou 10° centigr. par exemple, car elle produirait une astriction pénible et ne pourrait pas être tolérée. M. Baldou en a fait l'expérience : il a fait boire à ses malades de l'eau à $+$ 3° 3/4 centigr., et deux seuls ont pu la supporter.

L'eau ingérée à une température de $+$ 6° à 10° centigr. est éliminée promptement par les urines ou la transpiration à la température de $+$ 37° (1).

---

(1) L'eau éliminée par les urines ne passe pas par la grande circulation, et ne se mêle pas au sang. Elle passe directement de l'estomac à tra-

Cette élévation de la température doit être évidemment attribuée à un surcroît dans la production de la chaleur animale.

« Or ce surcroît dans la production de la chaleur suppose nécessairement, comme le dit M. Lubanski, une augmentation d'activité dans l'accomplissement de tous les actes organiques qui concourent à sa formation ; il suppose aussi une dépense matérielle de la part de nos organes, puisqu'il ne peut y avoir du calorique produit sans qu'il y ait en même temps de la matière organique détruite.

« La consommation de la matière organique est donc le résultat principal de l'usage de l'eau froide en boisson, dont la quantité aussi bien que la température déterminent par conséquent l'importance de cette consommation (1). »

Les lavements, les injections, les douches vaginales et rectales, les gargarismes font aussi partie des moyens internes de l'hydrothérapie.

Les lavements ont pour but : 1° de com-

---

vers le foie vers les reins, à l'aide d'un appareil spécial découvert par M. Cl. Bernard.

(1) Lubanski, *Examen physiologique de l'Hydrothérapie.*

battre la constipation et l'atonie du gros intestin et de la vessie ; 2° de calmer l'irritation de la vessie, du rectum et de remédier à la procidence de cet intestin ; 3° de faire pénétrer une grande quantité d'eau dans le sang ; 4° de combattre la dyssenterie, les hémorrhoïdes, la leucorrhée ; 5° d'arrêter une hémorrhagie anale.

Dans le premier cas, il faut administrer les lavements entiers et pousser doucement, afin de dilater graduellement l'intestin et de le rendre ainsi à même de recevoir toute l'eau du lavement.

Dans tous les autres cas, on se bornera à des demi ou des quarts de lavement.

Au début on se servira d'eau à $+ 13°$ ou $+ 14°$ centigr., et puis à $+ 6°$ ou 8°. Il est parfois utile d'employer l'eau glacée, comme dans les cas d'hémorrhagie ou d'inflammation du rectum.

Les lavements doivent être souvent renouvelés..

On fait rarement usage de lavements dans les établissements hydrothérapiques ; ils sont remplacés avantageusement par les douches ascendantes.

Leur emploi trouve son utilité dans la pratique privée. J'en ai fait usage avec succès dans la fièvre typhoïde, surtout lors-

qu'elle était compliquée d'hémorrhagie in-
testinale (1).

Les *douches ascendantes* doivent avoir
un jet d'un mètre à un mètre et demi et pas
davantage, car les dispositions anatomiques
de l'intestin s'opposent à un jet plus considérable.

Les *injections froides* peuvent être employées avec avantage dans la pratique privée. Elles sont indiquées contre le coryza,
l'épistaxis, l'ozène, la perversion de l'odorat,
l'engouement céramineux du conduit audi-
tif externe, l'engorgement de la trompe
d'Eustache, l'urétrite, le catarrhe vésical,
les plaies fistuleuses, la leucorrhée, l'engorgement et les ulcérations du col de l'utérus.

On les pratique à l'aide d'une petite seringue en verre, ou d'une grosse seringue
en melchior ou en étain, suivant la cavité
dans laquelle elles doivent être poussées.
Pour la trompe d'Eustache, le vagin et la
vessie, on adapte à la seringue une sonde
ou un tube en caoutchouc.

Dans ces divers cas, l'eau est employée
1º comme moyen détersif : sa température
doit être alors de $+$ 12º à 14º centigr.; 2º
comme moyen antiphlogistique, et sa tem-

---

(1) Voyez mon Mém. sur les *fièvres continues
graves* (*Union médicale*, 1850).

pérature sera de $+$ 6° à 10° ; 5° comme agent stimulant : dans ce cas, l'eau doit être très froide et parfois même glacée.

Dans les affections du vagin et de l'utérus, les injections peuvent être remplacées par l'irrigateur à jet continu de M. Maisonneuve, et dans les établissements hydrothérapiques par les douches vaginales. Elles sont ici d'une grande utilité. J'ai vu des engorgements considérables du museau de tanche, avec déplacement de l'utérus, céder promptement sous l'influence des douches vaginales et rectales, combinées avec les divers procédés hydrothérapiqnes.

M. Aran traite également ces maladies par les mêmes moyens à l'hôpital St-Antoine, où il a fait établir les appareils hydrothérapiques les plus indispensables.

Les pessaires qui irritent la muqueuse vaginale, le redresseur utérin qui a fait tant de bruit, il y a quelques années, et dont l'innocuité est loin d'être démontrée, puisqu'on a cité des cas de mort, ne tarderont pas, je l'espère, à être proscrits de la pratique médicale et à être remplacés par les injections et les douches vaginales.

Les *gargarismes* d'eau froide, enfin, sont très utiles dans l'angine et dans les inflammations des diverses parties de la cavité buccale, et comme moyen hygiénique pour la conservation de la dentition.

Tels sont les moyens internes de l'eau froide. Nous allons maintenant passer aux moyens externes. Ceux-ci sont nombreux : ce sont les bains entiers, les bains partiels, les ablutions, les lotions, les affusions, les douches, le maillot, les ceintures mouillées, etc., etc.

§.II.

Moyens externes.

L'usage de l'eau à l'extérieur est soumis, comme son usage à l'intérieur, à des règles générales qu'il importe de bien connaître.

De tous les moyens hygiéniques, l'application de l'eau à l'extérieur est sans contredit le plus général et le plus puissant pour la conservation de la santé publique et privée : elle est utile à tous les âges et à tous les individus des deux sexes, sans exception ; c'est le préservatif le plus assuré contre une foule de maladies, et le plus propre à prévenir les infirmités de la vieillesse. Il n'y a pas de meilleur tonique que l'eau froide à l'extérieur. « Son action excitante sur la peau et les muqueuses, dit M. Bigel, l'ébranlement bienfaisant qu'elle imprime aux systèmes nerveux et vasculaire, pour en provoquer la réaction énergique ; le développement d'une douce chaleur à la périphérie, une circulation des fluides plus libre et plus facile, des mouvements musculaires plus dégagés, une transpiration plus large, une augmentation considérable des fonctions sécrétoires et excrétoires, une plus grande pénétration de tous les sens, un esprit plus dispos, une volonté plus ferme et un cœur plus calme, voilà les bienfaits que l'hygiène peut tirer des bains, des lotions, en un mot, de l'usage de l'eau froide à l'extérieur. »

En général, on ne doit pas se soumettre à l'action externe de l'eau froide lorsque le corps est trop échauffé, trop fatigué ou couvert de sueur, car on courrait risque de provoquer de graves désordres dans l'économie.

Qu'il me soit permis cependant de vous faire remarquer que M. Bégin s'est souvent jeté dans les eaux de la Moselle immédiatement après une longue promenade qui commençait à exciter de la rougeur à la peau et même à la couvrir de sueur. Loin d'éprouver alors quelque inconvénient, il remarquait que la réaction était plus prompte, beaucoup plus facile et bien plus complète.

J'ai plusieurs fois remarqué la même chose;
néanmoins, je le répète, il est prudent
d'éviter la sueur excitée par un exercice
forcé : car, comme le fait observer avec
raison M. Gillebert d'Hercourt, un exercice
trop exagéré imprime une trop grande activité à la circulation, et refoule, par des
contractions musculaires trop multipliées,
le sang dans les organes centraux. A ce
point, on comprend que la réaction ne soit
plus possible, et que l'immersion dans
l'eau puisse être suivie de grands dan-
gers (1).

Alexandre-le-Grand faillit payer de sa
vie l'imprudence qu'il commit en se préci-
pitant, couvert de poussière et de sueur,
dans les eaux du Cydnus; et, seize siècles
après, l'empereur Barberousse trouva la
mort dans le même fleuve, à la suite de la
même imprudence.

On ne doit pas non plus s'y exposer
quand le corps est trop refroidi et engourdi
par un long repos; car, dans cet état,
il ne pourrait pas réagir avec assez de force
contre l'action immédiate du froid, qui
vient encore ajouter à l'inactivité de la vie
périphérique, et pourrait causer des désor-

---

(1) *Obs. sur l'Hydrothérapie*, 1845.

dres et même des ruptures dans les organes internes par la trop grande accumulation de la masse sanguine.

Le malade se livrera donc à un léger exercice préalable, afin de développer une chaleur douce et naturelle, qui dispose favorablement le corps à réagir contre l'action du bain ou de la douche froide.

On évitera par la même raison les émotions profondes de l'âme et les fortes contentions d'esprit.

Une autre précaution indispensable qu'on ne doit jamais négliger, en se soumettant à l'action externe de l'eau, c'est l'état de l'estomac. Celui-ci doit toujours être à jeun ou après digestion parfaite, attendu que pendant la digestion il y a afflux considérable de sang vers cet organe, que l'application du froid augmenterait infailliblement, et troublerait de la sorte le travail de la digestion.

On se gardera aussi de se mettre à table immédiatement après. Avant de manger il faut se livrer à l'exercice, se promener, afin d'appeler la réaction. Ces préceptes sont d'une rigueur absolue.

DES LOTIONS.

C'est par les lotions qu'on commence ordinairement le traitement hydrothérapique. La température de l'eau est appropriée à l'impressionnabilité de chaque malade : elle varie de + 18° à + 24° centigr., et on descend progressivement à + 10° ou 12°.

On les pratique à l'aide de deux serviettes trempées dans l'eau : avec l'une le malade se frictionne lui-même la partie antérieure du corps, avec l'autre un aide lotionne la tête, le dos, les reins et les membres.

Il serait utile de faire la première lotion avec de l'eau de savon, afin de bien nettoyer la surface cutanée et de la débarrasser de la matière sébacée qui la recouvre à l'instar d'un vernis.

L'opération doit être pratiquée vivement, en trempant à plusieurs reprises les serviettes dans l'eau, et ne doit durer que quelques instants.

Les serviettes peuvent être avantageusement remplacées par une grosse éponge, ou bien encore par les mains, comme le faisait Priesnitz. Ce dernier moyen est abandonné aujourd'hui.

Il est encore une autre manière de faire les lotions : elle consiste à jeter sur le corps du malade un drap mouillé et légèrement tordu, et par-dessus ce drap on pratique avec les mains des frictions sur toute la surface de la peau.

Les lotions faites avec le drap mouillé sai-

sissent, impressionnent et secouent plus vivement le patient que les lotions avec les serviettes ou l'éponge, et partant leur effet est
plus énergique. Elles conviennent parfaitement aux personnes qui, sous l'influence
d'une irritation chronique de l'appareil digestif, ont toujours la peau chaude et sèche. Elles
sont également utiles dans les lassitudes, à la
suite d'une marche forcée.

Quel que soit le moyen dont on s'est servi,
une fois l'opération terminée, on essuie bien
le malade avec un drap sec et rude, et on
l'engage à faire de l'exercice, soit en se promenant d'un pas leste et rapide, soit en se
livrant à un exercice corporel quelconque,
au jardinage, à la fente du bois, par exemple, ou à la gymnastique.

Les lotions doivent être faites deux fois
par jour, matin et soir. Elles se font le plus
souvent à grande eau, en trempant fortement les linges dans l'eau à plusieurs reprises différentes. Quelquefois on les tord
avant de s'en servir : dans ce cas, c'est plutôt une friction humide qu'une véritable
lotion.

Pratiquées pendant quelques minutes,
les lotions agissent comme tonique ; elles
sont excitantes si on les fait durer plus
longtemps, un quart-d'heure ou vingt minutes, par exemple.

La première impression de toute lotion

est très pénible; le patient éprouve souvent de la suffocation, mais bientôt après, sous l'influence des frictions, la peau rougit rapidement, une douce chaleur ne tarde pas à envahir tout le corps, et le malade éprouve un sentiment de bien-être ineffable.

Après deux ou trois jours et même davantage, suivant l'impressionnabilité du malade, les lotions sont remplacées par la douche.

Les lotions devraient faire partie de l'hygiène domestique, car elles exercent une influence très favorable sur toutes les fonctions, et surtout sur les fonctions de la peau, qu'elles activent énergiquement en imprimant une grande activité à la circulation capillaire, et la rendent de la sorte insensible aux brusques changements de température et à l'action nuisible du froid et de l'humidité.

Elles conviendraient particulièrement aux enfants chétifs et débiles, dont elles relèveraient les forces; et certes on ne verrait pas tant de scrofuleux, de phthisiques et de rachitiques, si on faisait un plus fréquent usage des lotions générales froides. Ce serait un excellent moyen de régénérer la race humaine, dont la constitution tend sans cesse à se détériorer.

Les anciennes peuplades de la Germanie, au dire de César et de Tacite, ne devaient leurs forces herculéennes qu'à l'usage des lotions et des bains froids, pris même pendant les rigueurs de l'hiver. Il est certain qu'il n'y a pas de moyen plus puissant que ces bains pour le maintien de la santé publique et privée : ils sont utiles à tous les âges et dans toutes les conditions de la vie.

Ninon de Lenclos fit usage toute sa vie de lotions froides et même glacées dans les soins quotidiens de sa toilette, et c'est sans doute à cette pratique qu'elle dut la conservation de sa grande beauté dans un âge très avancé.

L'eau froide est, en outre, un préservatif contre une foule de maladies : c'est le meilleur fortifiant que l'on connaisse ; elle vous endurcit contre les vicissitudes atmosphériques et contre les affections qui en sont ordinairement les suites, telles que les rhumes, les rhumatismes , le coryza , les névroses, etc.

DES AFFUSIONS.

Pour pratiquer les affusions, on fait placer le malade tout nu , debout ou assis, au milieu de la salle des bains ou dans une baignoire, et on lui verse sur la tête et sur les épaules un ou plusieurs seaux d'eau froide.

Les affusions sont beaucoup plus énergiques que les simples lotions ; elles sont très utiles dans la prostration des forces ; elles raniment la vitalité prête à s'éteindre, comme dans la dernière période de la fièvre typhoïde ; elles calment aussi la surexcitation nerveuse qui accompagne souvent ces fièvres, et apaisent la grande sécheresse de la peau dans la fièvre scarlatine avec symptômes ataxiques, ou avec un caractère inflammatoire du côté des voies respiratoires, ou bien encore lorsqu'il y a imminence de métastase. Elles sont également recommandées dans les congestions et les inflammations du cerveau, dans l'hystérie, l'hypochondrie, les paralysies dynamiques, etc.

Il faut être prudent dans l'emploi des affusions, et en surveiller attentivement l'administration. On ne les fera pas, par exemple, pendant la période de froid des fièvres intermittentes, ni pendant celle de desquammation dans les fièvres exanthématiques.

Leur durée doit être de deux à trois minutes. Currie et Giannini en faisaient un fréquent usage. Priesnitz les combinait avec le demi-bain : il se servait dans ce cas, pour verser l'eau, d'une carafe ou d'un arrosoir dont il ôtait la pomme.

DES BAINS.

Les bains sont généraux ou partiels. Les bains généraux sont très fréquemment employés en hydrothérapie : ils se prennent dans des piscines. Les piscines sont des bassins creusés dans le sol , dont les parois sont carrelées avec des carreaux de marbre ou de faïence, ou bien encore tapissées avec du ciment romain.

La forme généralement adoptée pour les piscines est celle d'une ellipse ; mais on comprend que la forme est insignifiante. Les piscines de l'établissement hydrothérapique que je dirige, sont elliptiques ; elles ont un mètre quarante centimètres de profondeur, trois mètres et demi de longueur , et deux mètres de largeur. On y descend par des marches, et l'on peut s'y mouvoir et nager à l'aise. Une corde est suspendue au milieu du plafond pour les personnes qui ne savent pas nager.

L'eau y est amenée directement de la source et s'y renouvelle sans cesse, de sorte que sa fraîcheur est toujours à peu près la même. Elle est de + 10° à 12° centigr.

Avant de permettre la piscine aux malades, il importe de les y préparer par les lo--

tions, les affusions froides, les douches, etc. On la prend ordinairement le matin à jeun.

Le malade doit s'y précipiter sans hésitation, surtout s'il sort du maillot; car; dans ce cas, s'il hésitait, il courrait le risque de faire cesser la transpiration et d'amener le refroidissement du corps. L'effet qu'on désire obtenir serait ainsi manqué.

Les auteurs conseillent aux malades de se frotter rapidement, en sortant du maillot, la tête, la face et la poitrine, avec de l'eau froide, et de s'élancer ensuite dans la piscine, afin d'éviter, disent-ils, des congestions vers la tête et la poitrine. Nous croyons ces craintes chimériques, attendu que nous n'avons jamais vu survenir aucun accident.

La durée du bain doit être proportionnée à la quantité de calorique qu'on veut soustraire au malade, et à la facilité de la réaction; mais, dans aucun cas, elle ne doit dépasser cinq minutes, si on se propose d'obtenir un effet excitant (1); elle sera bien moins longue encore si la réaction est faible, si les doigts restent longtemps pâles et les joues livides, ou bien s'il y a claque-

---

(1) L'action du bain froid varie suivant que sa durée est courte ou prolongée. Dans le premier cas, le bain est excitant, et dans le second sédatif.

ment convulsif des mâchoires. Suivant M. Schedel, il est un moyen certain de doser le temps du bain froid : ce moyen consiste à faire placer un bras du malade hors de l'eau. Or, tant qne l'eau se vaporise avec rapidité sur la peau, il n'y a aucun danger à y séjourner ; car, tant que la chaleur du corps reste élevée, aucune suite fâcheuse n'est à craindre.

On comprend d'ailleurs que la durée du bain doit encore se régler sur la température de l'eau, l'exercice qu'on s'y donne et l'impressionnabilité du malade. Il est évident que plus l'eau est froide, moins la durée doit être longue. D'un autre côté, plus on s'y remue, plus on se frotte, et plus le bain peut durer longtemps impunément, jusqu'à une certaine limite cependant. Mais dès que le second frisson se fait sentir, il est prudent de sortir du bain. C'est pourquoi quelques médecins ont donné à ce frisson le nom de *frisson de sortie.*

Aussi longtemps que le malade reste dans l'eau, il dóit se remuer, s'agiter, se frotter les bras, les jambes, la poitrine, et notamment les parties douloureuses ou souffrantes ; car le mouvement et particulièrement les frictions activent la circulation sanguine, font affluer plus abondamment le sang dans les vaisseaux capillaires, modifient la sensibilité tactile, accumulent sur la peau

une plus grande quantité de fluide élec-
trique, et concourent de la sorte à la repro-
duction de la chaleur animale que l'eau ne
cesse d'enlever.

En sortant du bain on essuie le patient
avec un drap un peu rude, en le friction-
nant vivement : la réaction ne tarde pas à
s'opérer ; on la maintient et on l'augmente par la promenade ou la gymnastique.
Le malade se sent alors plus léger et plus
dispos, et ses idées sont plus gaies et plus
riantes.

Si les mouvements sont difficiles ou impossibles, en cas de paralysie, par exemple,
on prolongera les frictions, qu'on pourrait
au besoin pratiquer à l'aide de moufles en
laine, et on engagera le malade à se remuer
le plus qu'il pourra dans son fauteuil, ou
bien à se coucher et à se couvrir convenablement.

Il est difficile aux paraplégiques de descendre dans la piscine, c'est pourquoi je
leur prescris préférablement la douche ;
mais si on voulait absolument faire usage
de la piscine à leur égard, on les placerait
dans un drap tenu par plusieurs personnes,
et on les plongerait à trois ou quatre reprises dans l'eau. C'est là ce qu'on appelle
l'*immersion*, dont Giannini faisait un si fréquent usage.

On croirait de prime-abord que le bain

pris à une si basse température est un vrai supplice, surtout lorsqu'on sort du maillot tout ruisselant de sueur. Mais ce n'est vraiment que la première impression qui est pénible ; peu de temps après on s'y trouve fort bien. J'ai vu des malades auxquels la piscine, après le maillot, causait une sensation de plaisir et même de *volupté*. C'est l'expression dont se servait un malade atteint de tremblement de la moitié droite du corps ; et cela se conçoit, car l'eau froide ne fait qu'enlever l'excédant du calorique accumulé à la peau.

Il est des cas dans lesquels les bains généraux peuvent être nuisibles : c'est lorsqu'il y a menace de congestion au cerveau ou aux poumons, et lorsque le malade éprouve une grande oppression à sa sortie du bain. On doit alors remplacer la piscine par les lotions mitigées ou le bain partiel, dans lequel le malade est soumis à de fortes frictions.

Le grand bain sans sudation est aussi un bain hygiénique par excellence ; c'est celui dont on fait le plus souvent usage. La plupart des personnes n'en prennent pas d'autres dans le cours de leur vie. On les prend ordinairement dans les fleuves, les lacs ou la mer.

Le bain général froid est utile dans les fièvres éruptives, les fièvres inflammatoires et typhoïdes, lorsqu'il s'agit d'amener une détente générale.

Son emploi est encore indiqué dans les maladies dépendantes d'un état morbide général, ou affectant un système entier : telles sont les congestions, les hémorrhagies passives, les dispositions aux scrofules ou au rachitisme, la faiblesse générale du système nerveux ou digestif, le trouble dans les évacuations naturelles, les dartres, etc.

Troisième leçon.

BAINS PARTIELS.

Messieurs,

L'action des bains partiels est bornée à la partie qui est en contact immédiat avec le froid. Mais comme toutes les parties de l'économie sont solidairement liées entre elles, il en résulte que les effets physiologiques qu'ils déterminent sont employés dans un but de *dérivation*. En effet, à l'aide des bains partiels on peut congestionner à volonté un point déterminé de l'organisme. Or, cette congestion a lieu évidemment aux dépens du sang d'autres parties : de là leur effet *dérivatif*.

Les bains partiels dont on se sert le plus souvent sont les demi-bains, les bains de siége, les bains de jambes et de pieds.

Les *demi-bains* étaient fort prisés à Græfenberg ; Priesnitz en faisait la pierre de touche pour ses malades. C'est par ces bains qu'il jugeait de l'aptitude réactionnelle de chacun d'eux, et c'est ordinairement par le demi-bain qu'il commençait le traitement.

Voici comment le demi-bain doit être pris : Le malade s'asseoit tout nu dans une baignoire en bois ou en zinc très basse , de 24 ou 25 centimètres, supportée par quatre pieds de 48 à 50 centimètres de hauteur. Cette baignoire ne contient que quelques centimètres d'eau froide ou dégourdie, suivant l'effet qu'on veut obtenir. Un ou plusieurs aides frictionnent vivement le patient avec les mains ou une éponge trempée dans l'eau du bain. Le malade aide lui-même à cette opération en se frottant vigoureusement les jambes, les bras et la poitrine. De temps en temps on fait des ablutions sur la tête et le dos du malade avec de l'eau du bain ou de l'eau plus froide.

L'eau du demi-bain, comme je viens de le dire, est froide ($+$ 6° à 12°) ou dégourdie (à $+$ 18° ou 20°). Dans le premier cas, on obtient un effet révulsif puissant ; le bain ne doit pas être prolongé au-delà d'un quart-d'heure.

Il est utile dans les fièvres typhoïdes avec excitation cérébrale.

Le demi-bain dégourdi convient aux personnes faibles, délicates, et aux enfants.

Dans les maladies chroniques la durée du demi-bain peut être prolongée fort longtemps, sept à huit heures, plusieurs jours de suite : c'est lorsqu'on veut provoquer une profonde perturbation dans toute l'économie et faire naître la fièvre. Dans ce cas Priesnitz avait pour habitude de renouveler l'eau dès qu'elle s'échauffait. Il l'employait comme dérivatif contre les congestions cérébrales et thoraciques. Quant à moi, je n'ai jamais fait usage de demi-bains si prolongés.

On fait quelquefois alterner le demi-bain dégourdi avec le bain entier. Le malade, après avoir été frictionné pendant huit à dix minutes de manière à faire rougir la peau, se jette dans la piscine, en fait le tour en nageant ou autrement, et revient dans le demi-bain où l'on recommence à le frictionner, puis il se replonge dans la piscine, et on alterne ainsi à plusieurs reprises les frictions dans la baignoire et l'immersion dans l'eau.

Priesnitz affectionnait beaucoup ce genre de bains dans les congestions cérébrales, les névropathies générales, et surtout la faiblesse des membres inférieurs.

L'effet stimulant, révulsif et dérivatif qu'on produit de cette manière est vraiment héroïque, suivant lui.

Je me sers très rarement de ces bains alternatifs, car j'obtiens autant d'effet et même davantage par la douche à colonne mobile que je viens de faire établir dans mon établissement, et dont la force d'impulsion est très considérable.

BAINS DE SIÉGE.

On en fait un fréquent usage dans tous les établissements hydrothérapiques, et ils y rendent de grands services. Ils sont à eau dormante, ou à eau courante. Les premiers se prennent dans des baignoires ordinaires en zinc, ou tout simplement dans un baquet en bois.

Les bains de siége à eau courante consistent dans un vase assez profond pour que les malades puissent avoir de l'eau jusqu'au nombril. Ceux de Serin ont de 55 à 60 centimètres de diamètre en haut, et de 35 à 38 centim. en bas, ce qui leur donne une forme évasée. Leur profondeur est de 34 centimètres. Ces bains sont formés d'une double enveloppe ; l'interne est percée d'une multitude de petits trous à travers lesquels l'eau jaillit avec force : chaque jet converge vers le centre du bassin et vous frappe comme un dard, dès qu'on ouvre le robinet qui donne accès au liquide dans l'intérieur des deux enveloppes. Au fond du vase est une ouverture pour l'écoulement de l'eau : à cet effet, on soulève le bouchon à l'aide d'une ficelle. Il y a des bassins munis d'une douche ascendante qui, pendant l'arrosage latéral, dirige verticalement un jet plus fort sur le périnée.

Lorsqu'on veut donner un bain de siége à courant continu, on commence par remplir le vase d'eau; cela fait, on débouche à demi ou au quart l'ouverture en question, et on laisse en même temps le robinet ouvert: de la sorte l'eau s'y renouvelle sans cesse, et le malade se trouve dans un milieu à température constante.

Si par contre le bain doit être pris à eau dormante, on bouche d'abord hermétiquement l'ouverture inférieure du vase, on le remplit d'eau et on ferme le robinet.

Le malade, pendant tout le temps de son immersion dans l'eau, doit se frotter vigoureusement le ventre et toutes les parties qui y sont plongées.

Il est utile parfois de lui donner à boire de l'eau froide par petites gorgées à la fois pendant la durée du bain. La peau qui est en contact avec l'eau ne tarde pas à rougir, et à la sortie une zone bien nette indique le niveau de l'immersion. Après avoir été bien essuyé, le malade se livrera à l'exercice jusqu'à parfait réchauffement. Ordinairement le sentiment de fraîcheur locale qu'il éprouve ne disparaît qu'au bout d'une demi-heure d'exercice.

J'ai pour habitude de faire monter et descendre à mes malades, après leurs bains de siége, les sentiers qui conduisent au sommet du bois qui se trouve dans le parc de l'établissement. Les muscles de la partie inférieure du tronc et du bassin sont ainsi plus activement exercés, et la réaction s'opère plus vite et plus facilement.

Ordinairement les malades ne se déshabillent pas complètement pour prendre le bain de siége; il serait cependant préférable de se déshabiller et de se couvrir les parties hors de l'eau avec une couverture de laine.

Il est des personnes auxquelles le bain de siége occasionne des congestions vers le cerveau ou la poitrine. Dans ce cas, il est nécessaire de leur couvrir la tête avec un linge mouillé souvent renouvelé. On leur conseillera, en outre, l'exercice avant le bain.

Ce n'est pas tout : la température de l'eau sera de $+ 10^\circ$ à 12° R., et le bain devra être précédé de frictions générales avec le drap mouillé : le malade n'entre ainsi dans l'eau que quand la circulation est également et uniformément répandue. On abaissera peu à peu la température de l'eau.

Les bains de siége sont pris froids ou mitigés, suivant l'effet qu'on se propose d'atteindre.

Veut-on opérer une excitation vers les organes génitaux ? l'eau doit être à $+ 8^\circ$ ou 10° centigr., et le malade n'y doit rester que

huit à dix minutes. On pourra le renouveler
deux ou trois fois dans les 24 heures. A
cette température le bain est tonique et fortifie les organes contenus dans le bas-ventre,
y active la circulation sanguine, et concourt
ainsi à la résolution des engorgements chroniques du foie, de la rate, de l'utérus et
des hémorrhoïdes invétérées. Seulement,
quand on veut obtenir un effet résolutif,
la durée du bain doit être de trois quarts-
d'heure ou d'une heure.

Les bains à cette température sont encore
utiles dans l'impuissance ou l'atonie de
l'appareil générateur, dans les pollutions
nocturnes, la blennorrhagie chronique,
l'incontinence d'urine, la constipation opi-
niâtre. Priesnitz les employait contre les
maladies du cœur et des poumons.

Désire-t-on produire un effet révulsif,
c'est-à-dire détourner le sang des régions
supérieures où il s'accumule ? l'eau doit
être moins froide, elle ne marquera que
$+10^{\circ}$ ou 12° centigr., et le malade devra y
rester au moins une demi-heure. C'est ainsi
qu'on les emploie pour combattre les congestions cérébrales, les ophthalmies, le coryza,
l'angine.

S'agit-il enfin de combattre une vieille
inflammation des intestins ou de la vessie,
une phlegmasie aiguë de ces mêmes organes ou des parties externes environnant le

bassin ? l'eau devra dans ce cas avoir + 15° à 16°, et l'immersion sera prolongée pendant une, deux et même trois heures.

Les bains à cette température sont encore utiles contre la diarrhée chronique, la leucorrhée, les maladies de l'urètre, la menstruation difficile ou accompagnée de douleurs vives, etc.

Avant de prescrire des bains de siége très froids, je crois qu'il serait utile de préparer peu à peu les malades avec de l'eau mitigée dont on-abaisserait peu à peu la température jusqu'au degré approprié à chaque cas pathologique.

Le bain de siége doit être pris le matin à jeun et dans la journée après la digestion, et toujours une demi-heure après le dernier exercice hydrothérapique. On évitera autant que possible de le prendre au moment de se coucher, car à cette heure il pourrait provoquer des pollutions, à cause de la vive excitation qu'il provoque dans les organes génitaux.

En général, le bain de siége ne doit pas être renouvelé plus de deux fois dans les 24 heures ; ce n'est que lorsqu'on veut obtenir une vive excitation vers les organes de la génération, qu'on peut le renouveler jusqu'à trois ou quatre fois dans la journée.

BAINS DE PIEDS ET DE JAMBES.

Ces bains font partie de la médication révulsive. La réaction qui suit l'immersion des pieds et des jambes dans l'eau froide fait affluer le sang dans ces parties, la circulation y est activée d'une manière extraordinaire, uue douce chaleur s'y fait sentir, et les parties supérieures se trouvent ainsi dégagées.

Il n'est pas de plus puissant moyen que ces bains pour faire perdre cette disposition constante à avoir froid aux pieds , dont beaucoup de personnes sont atteintes. L'eau doit avoir, dans ce cas, de $+$ 4° à 5° centigr.

C'est encore un moyen excellent de combattre les engelures dont sont affligés tant d'enfants.

A mi-côte de la colline boisée qui fait partie du parc de l'établissement, au milieu du bois, il existe un bassin d'eau vive avec un jét d'eau au milieu, recouvert par un toit en chaume d'un effet charmant. C'est là que j'envoie ordinairement mes malades prendre les bains de pieds et de jambes. Le fond du bassin est plancheyé et va en s'inclinant, de sorte qu'à une de ses extrémités l'eau n'atteint que les chevilles et qu'à l'autre elle monte jusqu'au-dessus des mollets.

4

Les malades, pour aller au chalet (c'est ainsi qu'on appelle ce bassin d'eau), sont obligés de gravir la colline et puis de la descendre : de là un exercice forcé très utile et très salutaire, la réaction étant ordinairement longue à se faire dans les extrémités inférieures. Pour que la réaction s'établisse le plus promptement possible, il faut donc faire de l'exercice avant et après le bain, et en outre, pendant que les pieds sont dans l'eau, les frotter continuellement l'un contre l'autre.

Si le malade ne peut se livrer à l'exercice, on aura soin de lui frotter les pieds avec des moufles en laine avant et après le pédiluve.

Le bain de pieds qui monte jusqu'aux malléoles, et dont la température est de + 8° à 10°, est un excellent révulsif. On l'emploie contre les congestions vers la tête et la poitrine ; on recouvre en même temps les parties qui sont le siége de la congestion avec des compresses trempées dans l'eau froide.

Sa durée doit être d'un quart-d'heure à une heure et demie.

Lorsque l'eau ne fait que couvrir la plante des pieds, l'effet révulsif est beaucoup plus actif et plus stimulant. Il est indiqué contre les ophthalmies.

Les *bains de jambes* sont indiqués quand ces membres sont le siége d'accidents in-

flammatoires (érysipèles, phlegmon érysipi-
lateux, entorses, etc.). L'eau doit être mitigée
et avoir + 15° ou 16° centigr. Dans tous ces
cas, le bain doit être prolongé plusieurs
heures de suite. Il agit ici comme réfrigérant, antiphlogistique. Mais s'il fallait
opérer une révulsion vers les jambes, l'eau
devrait être très froide, et la durée du bain
très courte.

La durée des bains de pieds et de jambes
est en général de cinq à quinze minutes, et
parfois d'une demi-heure ou une heure et
même davantage.

J'administre assez souvent des pédiluves
alternativement chauds et froids, c'est-à-
dire que le malade plonge alternativement
ses pieds dans un bassin d'eau chaude et un
bassin d'eau froide, pendant un quart-
d'heure ou une demi-heure. L'effet révulsif
de cette sorte de bain de pieds est beaucoup
plus énergique que celui du bain simplement froid.

Les pédiluves froids sont infiniment préférables aux pédiluves chauds. L'excitation
que ces derniers produisent n'est que pas-
sagère : à peine est-on sorti de l'eau que le
sang, momentanément appelé aux pieds,
reflue vers les parties supérieures. Parfois
même, si le bain est trop chaud, il y a une
réaction immédiate vers la tête ; on voit la

peau se colorer et parfois la sueur ruisseler le long de la figure.

Les bains de pieds chauds sont donc plus nuisibles qu'utiles, et devraient être généralement proscrits de la pratique médicale.

Les *manuluves* ou bains de mains produisent un effet analogue à celui des bains de pieds, et, pour leur administration, on doit suivre les mêmes règles que pour ces derniers. Ils sont rarement employés.

Il est encore d'autres bains partiels de peu d'utilité, qui sont tombés tout-à-fait dans l'oubli et dont Priesnitz faisait grand usage : ce sont les *bains de bras* et les *bains de coudes*. Les derniers avaient pour but, suivant Priesnitz, d'arrêter les progrès des inflammations occupant le poignet ou la main. L'eau doit être ici très froide. Les premiers étaient administrés dans les cas d'inflammation de la totalité ou d'une partie des extrémités supérieures, de congestions vers la tête ou la poitrine, d'épistaxis ; dans les maladies des os du membre supérieur, dans les affections du coude, de l'épaule, etc. La température de l'eau doit être ici de $+ 12^{u}$ à 16° centigr.

Il y a encore les *bains d'yeux* utiles dans l'inflammation de ces organes. Leur durée doit être de huit à dix minutes, et leur température de $+ 15^{o}$. On les prend dans une œillère, ou tout simplement dans un verre plein d'eau. Ils conviennent également dans les affections rhumatismales du globe oculaire et de ses annexes.

Ces bains pourraient être remplacés avantageusement, comme l'a fait M. Chassaignac, par un mince filet d'eau qui tomberait sur ces organes, ou mieux encore par une petite douche en poussière, dont la pomme aurait la largeur d'une pièce de 1 fr. ou de 50 centimes.

Il ne me reste plus qu'à vous parler des *bains de tête*. On les prend dans une cuvette, ou mieux encore dans un vase en zinc échancré. Le malade étant couché par terre sur un matelas, plonge l'occiput ou l'un des côtés de la tête dans l'eau.

La durée de ces bains est de quinze à vingt minutes. Ils sont conseillés comme révulsifs dans les maladies rebelles des yeux, dans les douleurs rhumatismales fixées sur une partie du péricrâne, dans les névralgies faciales, l'otite chronique, la perversion de la vue, etc.

Suivant M. Lubanski, les bains de tête sont efficaces contre la migraine. Ce médecin prétend qu'un bain de ce genre, pris pendant trois ou quatre minutes, procure un calme assez prolongé dans les accès de migraine, qu'on triomphe même de l'accès si on a la patience de recommencer le bain aussitôt que la douleur se fait sentir de nouveau.

On conseille encore les bains de tête aux personnes sujettes à s'enrhumer. Priesnitz faisait en même temps renifler de l'eau froide pour prévenir le coryza. **M.** Ménière se sert de cette méthode pour guérir les coryzas chroniques qui se propagent dans les trompes et occasionnent la surdité catarrhale.

Les bains de tête sont très difficiles à prendre, et c'est peut-être là la cause du peu d'usage qu'on en fait.

Un médecin, dont le nom m'est inconnu, a conseillé de les remplacer par un casque ou bonnet d'étoffe imperméable replié sur lui-même. Le malade pourrait se promener avec cet appareil réfrigérant sur la tête; une ouverture convenablement placée donnerait le moyen de renouveler le liquide quand il serait échauffé dans l'appareil.

Il me semble qu'une vessie pleine d'eau ou même de glace, suivant les besoins, remplirait toutes les conditions et serait beaucoup plus simple et plus commode.

DES DOUCHES.

Les douches sont constamment employées en hydrothérapie ; elles font la base du traitement par l'eau froide ; leur action est très puissante ; elles produisent une excitation générale plus ou moins marquée, suivant l'espèce de douche mise en usage ; elles impriment une grande activité à toutes les fonctions, et particulièrement au système circulatoire et à l'appareil de la respiration.

On ne doit point aller sous la douche ayant froid ; il convient de s'y préparer par l'exercice, mais il ne faut pas que cet exercice aille jusqu'à la sueur ; la circulation ne doit point être accélérée, ni la respiration haletante, car il y aurait du danger à recevoir la douche dans un pareil état. On aura donc soin que la chaleur soit modérée.

La douche, comme tout exercice hydrothérapique, doit être prise le matin à jeun et le soir après la digestion.

Sa durée sera proportionnée à l'âge, à la constitution, à la force du malade, à l'habitude et à la nature de la maladie. Dans tous les cas, elle ne doit jamais dépasser cinq minutes, et encore ne faut-il arriver à ce chiffre que progressivement. Il y aurait de graves inconvénients à agir autrement.

En sortant de la douche, le malade est essuyé avec soin à l'aide d'un drap qu'on lui jette sur les épaules, et il se livrera ensuite à l'exercice pour appeler ou maintenir la réaction.

Il y a plusieurs formes de douches, qui ont des propriétés curatives différentes : ce sont la douche en poussière, en pluie, en lame, en nappe, en colonne, en pistolet, etc..

DOUCHE EN POUSSIÈRE.

C'est par cette douche que je commence ordinairement le traitement, après les lotions. L'eau s'échappe ici en sifflant par une multitude de petits trous en filets très subtils, qui, en frappant la peau, produisent un refroidissement rapide, parce que les très petites gouttelettes d'eau qui mouillent le corps s'évaporent avec une grande promptitude.

La douche en poussière n'impressionne directement que l'enveloppe tégumentaire, et partant l'excitation qu'elle produit est superficielle ; elle est exclusivement bornée à la peau, et les tissus profonds n'en sont impressionnés que par contre-coup et d'une manière consécutive. Il en résulte que la douche en poussière exerce avant tout une action *révulsive*.

Il y a plusieurs formes de douches en poussière : les unes consistent dans un tube vertical en cuivre, armé de chaque côté de plusieurs autres tubes circulaires, percés à leur face interne d'une multitude de petits trous presque capillaires à travers lesquels s'échappent de petits jets d'eau centripètes.

A la partie supérieure du tube vertical est une pomme d'arrosoir indépendante du reste du système. Le malade se place au centre de l'appareil sous l'arrosoir, et reçoit l'eau sur toute la périphérie du corps à la fois.

Je trouve cette forme défectueuse, car le patient ne peut pas se livrer au mouvement, emprisonné qu'il est dans une espèce de cage formée par les tubes en question.

Il en est d'autres qui sont constituées par sept petites pommes d'arrosoir, disposées sur un tube en fer-à-cheval. Ces arrosoirs sont agencés de manière à ce que les petits filets d'eau se croisent.

D'autres enfin sont formées par des tubes horizontaux, mobiles sur leur axe, disposés les uns au-dessous des autres; ils sont percés à leur face antérieure et inférieure de petits trous qui donnent passage à l'eau extrêmement divisée.

La première impression que le malade éprouve sous la douche en poussière est assez pénible : c'est un sentiment de suffocation qui ne tarde pas à se dissiper.

Le malade doit se livrer pendant toute la durée de la douche au mouvement; il sautera donc alternativement sur les deux pieds, se frottera vivement la poitrine, le ventre, les reins et les membres en se retournant dans tous les sens, afin de présenter toutes les parties de son corps aux jets de l'eau. La réaction se fait ainsi sous la douche même.

Immédiatement après, le malade éprouve un sentiment de vigueur très prononcé et un bien-être indéfinissable.

De toutes les douches, c'est celle-ci qui remplit le mieux, sous tous les rapports, le but hygiénique.

Le docteur Manthuer, de Vienne, dans son livre intitulé : *Histoire des bains de chute, de douches*, etc., compare l'action que cette douche exerce immédiatement sur les systèmes nerveux et capillaire, richement distribués dans la surface cutanée qui en reçoit la première impression, à celle d'une douce pluie de printemps, qui, loin de battre, d'inonder et de percer tout d'un coup la terre jusqu'à la racine des plantes, tombe, au contraire , tranquillement en forme de rosée abondante, pour répandre largement et d'une manière durable les bénédictions du Ciel sur toute la végétation.

La douche en poussière est utile aux personnes des deux sexes vers l'âge de la puberté, aux sujets d'un tempérament bilieux, mélancolique , chez lesquels prédomine le système veineux ; aux personnes lymphatiques et scrofuleuses, à celles qui ont de la disposition aux vapeurs, ou qui sont sujettes aux rhumes, aux fluxions et aux douleurs : et cela est aisé à comprendre, car la douche en poussière imprime à tous les tissus et à tous les systèmes organiques une excitation douce, rafraîchissante et tonique tout à la fois, en favorisant ainsi l'absorption dans les vaisseaux blancs dans lesquels réside cette dyscrasie des humeurs qui , dans les grands centres de population surtout, est un véritable fléau qui menace la jeunesse et gagne tous les jours du terrain.

On la recommande encore dans les engorgements lymphatiques, les congestions passives , les hémorrhoïdes , le relâchement des forces physiques et morales , l'éréthisme du système vasculaire, etc.

Quant à moi, j'ai remarqué que cette douche convient surtout dans les affections nerveuses et en particulier dans la gastralgie et la dyspepsie , le somnambulisme spontané, et l'incontinence d'urine chez les enfants ; qu'elle est utile aux personnes d'une faible constitution, aux enfants et aux vieillards.

DOUCHE EN PLUIE.

Elle consiste dans une très grosse pomme d'arrosoir suspendue à 2 ou 3 mètres au-dessus de la tête du patient. Les trous de cette pomme sont d'un diamètre bien plus grand que celui de la douche en poussière. L'eau tombe en imitant la pluie d'orage, et enveloppe complètement le malade.

L'effet de cette douche est tonique : elle convient aux personnes qui ne peuvent supporter l'excitation de la douche à colonne ; elle exerce une action fortifiante sur toute l'économie, mais plus particulièrement sur les organes des sens.

Cette douche est surtout indiquée contre l'irritabilité nerveuse, la disposition aux rhumes, au coryza et aux rhumatismes. Elle est encore utile dans les sueurs excessives, l'insomnie, l'hystérie, la chlorose, etc. Elle corrige l'extrême susceptibilité de la peau aux brusques changements de la température atmosphérique.

DOUCHE EN LAME.

Elle consiste en deux plaques en cuivre de forme triangulaire, soudées ensemble par deux côtés du triangle et séparées l'une de l'autre par un espace d'un millimètre environ. Le côté libre, à travers lequel l'eau s'échappe, a 25 ou 30 centim. de longueur. La lame très mince de liquide, en sortant, s'élargit en éventail et va frapper avec force le malade à la façon d'une lame de couteau.

L'action de cette douche est plus excitante que la douche en pluie et moins excitante que la douche à colonne, elle tient le milieu entre les deux. Je m'en sers d'habitude pour les malades qui prennent les bains de vapeur térébenthinée, dont il sera question plus tard.

DOUCHE EN CHUTE.

La douche en chute consiste en une espèce de nappe ou de cascade tombant d'une hauteur plus ou moins grande sur le corps du malade.

Dans les campagnes on pourrait recevoir cette douche sous la roue d'un moulin, qui est une véritable douche en chute. On aurait ici l'avantage de l'eau battue, écumante, mêlée à une grande quantité d'air atmosphérique.

Les effets de cette douche sont à peu près les mêmes que ceux de la douche en lame : seulement, ils sont beaucoup plus énergiques et plus généraux.

DOUCHE A COLONNE.

Elle consiste dans une colonne d'eau de 8 à 10 centimètres de périmètre, tombant de plus ou moins de hauteur.

Le réservoir qui fournit l'eau aux douches de l'établissement de Serin est élevé à une vingtaine de mètres environ : on peut juger, par là, de la force de nos douches.

La douche à colonne est un des moyens les plus énergiques de l'hydrothérapie. Elle produit non-seulement une vive réaction sur la peau qui est à la fois stimulée et fortifiée, mâis encore une puissante stimulation dans toute l'économie. Par son choc elle froisse les muscles les plus profonds, et exerce sur eux une espèce de massage. Il en résulte que tous les tissus sont ici primitivement affectés.

La secousse que cette douche imprime à

l'organisme n'est cependant pas aussi générale que celle produite par les chutes ou averses abondantes d'eau, mais elle est plus énergique et l'ébranlement qui en résulte est plus profond, quoique l'action première soit toujours plus locale.

On ne doit jamais employer de prime-abord la douche à colonne, mais y arriver par gradation, après avoir passé par les douches en poussière et en pluie.

Avant d'aller sous cette douche, je conseille toujours à mes malades de recevoir la pluie, afin de bien mouiller préalablement tout le corps.

La durée de la douche à colonne doit varier de une à cinq minutes, et c'est toujours par degrés qu'on doit l'augmenter. Ainsi, par exemple, on commence par une minute et on l'augmente tous les deux ou trois jours d'une minute jusqu'à cinq, qu'on ne doit dépasser que dans de très rares circonstances.

Jamais il ne faut recevoir la douche à colonne sur la tête, à cause de l'ébranlement qu'elle pourrait provoquer du côté du cerveau ; on ne la recevra pas non plus sur la poitrine ni sur le ventre, car elle pourrait froisser trop fortement les organes contenus dans ces cavités.

Lorsque le malade va directement sous la douche à colonne, sans passer préalablement sous la pluie, comme cela se pratique généralement à Serin, on l'engagera à croiser les mains un peu élevées sur la tête et à recevoir la colonne d'eau sur ces extrêmités ainsi disposées, de manière à la briser et à la faire tomber sur son corps en poussière écumeuse. Il la recevra ensuite, mais obliquement, sur la colonne vertébrale en penchant la tête en avant ; puis sur les reins, les épaules, les bras, les cuisses, les jambes, et les pieds.

On aura soin de ne pas faire frapper la douche directement sur les parties douloureuses, car on pourrait de la sorte augmenter les souffrances. Ainsi, par exemple, en cas de lumbago, vous ne dirigerez pas la colonne d'eau sur les reins, ni sur la partie postérieure du membre pelvien affecté de sciatique, ni sur les articulations rhumatisées.

Lorsque j'ai affaire à un engorgement du foie ou de la rate, j'engage les malades à appliquer les mains croisées contre les régions de ces organes, et à recevoir la colonne d'eau dans le creux formé par les mains ainsi tenues ; elle s'y brise et jaillit avec force sur les organes affectés.

La réaction se fait ici presque sous la douche même, la circulation de la peau y est vivement excitée, et les points sur lesquels elle frappe rougissent et s'injectent singulièrement. J'ai vu des malades qui avaient reçu perpendiculairement la colonne d'eau sur les cuisses, sortir avec la peau de ces régions aussi rouge que si l'on y avait appliqué un sinapisme.

Malgré cette réaction qui s'opère sous la douche même, il ne faut pas moins se livrer à l'exercice immédiatement après, afin de la maintenir et de la prolonger. On a vu des accidents de congestion vers les organes internes et particulièrement vers la tête et la poitrine survenir chez des malades qui avaient négligé de suivre cette règle.

L'exercice après la douche est bien plus indispensahle pour les personnes chez lesquelles la réaction centrifuge a de la peine à s'établir. Dans ce cas il faut en outre frictionner vivement les malades avec des moufles en feutre, et, si cela ne suffit pas, on fustigera la peau avec un balai de bouleau.

Quelquefois la douche en colonne détermine un sentiment de brisure ou de courbature générale. J'ai vu des malades être à la longue abattus et énervés par cette douche, après en avoir rétiré dans les premiers temps beaucoup de force et de vigueur. Quand cela arrive, il est prudent de la suspendre pendant quelques jours et de la remplacer par la douche en poussière ou en pluie, et parfois par la piscine.

Je l'ai vue d'autres fois provoquer constamment des maux de tête. Il faut alors user de beaucoup de prudence et de réserve dans l'administration de ce moyen, surtout si les malades sont sujets à des congestions cérébrales, et, à plus forte raison, s'ils ont déjà éprouvé des attaques d'apoplexie. On se comportera de même à l'égard des hémorrhoïdaires, car la colonne pourrait occasionner des congestions veineuses dans ces parties. « Enfin, on doit toujours se rappeler, comme le dit M. Schedel, que ce moyen mal appliqué peut aggraver la maladie, qu'il importe surtout de ne point mettre d'exagération dans son emploi, et que mieux vaut rechercher une stimulation prolongée qu'une trop vive et trop prompte excitation. »

La douche à colonne est recommandée particulièrement contre les paralysies dynamiques, la surdité, les contractures, les raideurs des articulations, l'atonie des intestins et des parties génitales, etc.

Avant de terminer ce qui a rapport aux douches, un mot sur une douche dite en pistolet, que j'ai fait établir l'année dernière dans l'établissement que je dirige. C'est un tube en plomb qui descend le long du mur jusqu'à hauteur de la ceinture, au bout recourbé duquel est attaché un tube de toile à pompe armé d'un embout d'un centimètre de diamètre à son extrémité libre.

La force d'impulsion de cette douche est

telle qu'elle renverserait un enfant de 6 à 8 ans ; elle est mobile, et on s'en sert en la promenant rapidement sur le dos et les membres du malade.

Il serait dangereux de la diriger long-temps sur un même point, tant son énergie est grande.

Employée convenablement, la douche en pistolet est appelée à rendre de grands ser-vices. Elle est surtout avantageuse lorsqu'il s'agit de provoquer une vive stimulation, comme dans le cas de paralysie dynamique, par exemple.

On peut modérer la force de cette douche en tournant le robinet au quart, au tiers ou à moitié.

DOUCHE ÉCOSSAISE.

Enfin, Messieurs, il me reste à vous parler de la douche écossaise, dont on fait un fréquent usage dans quelques établisse-ments d'eau thermale. Elle consiste à diri-ger alternativement sur le malade un jet d'eau chaude et un jet d'eau froide. La forme du jet peut être, suivant les circon-stances, en lame, en colonne ou en pluie.

Ces alternatives de chaud et de froid re-foulent tour-à-tour vers le centre et rappellent à la périphérie les humeurs animales, et en dernier résultat elles produisent une vive et profonde excitation dans toute l'économie.

Cette douche est surtout d'une grande efficacité dans les paralysies indépendantes de toute lésion organique des centres nerveux. Elle convient encore dans l'atonie de la peau, en un mot dans tous les cas où il est utile de provoquer une excitation générale, durable et profonde tout à la fois.

Quatrième leçon.

DE L'ENVELOPPEMENT DANS LE DRAP MOUILLÉ.

Maillot humide.

Messieurs ,

Le maillot humide est souvent employé en hydrothérapie ; il se pratique de la manière suivante : on étend sur un lit de sangle garni d'un matelas une large couverture de laine sur laquelle on déploie un drap préalablement mouillé dans de l'eau froide, et plus ou moins tordu, suivant l'effet qu'on se propose d'obtenir.

Le malade se couche sur ce lit ainsi préparé, les bras étendus le long du corps et la tête relevée par un oreiller en crin. Un aide l'enveloppe aussitôt dans ce drap depuis la tête jusqu'aux pieds, ceux-ci compris ou non, suivant qu'ils se réchauffent plus ou moins facilement. On commence par envelopper séparément les deux membres inférieurs, et on croise ensuite le drap sur la poitrine en portant les angles vers le dos. Cela fait, les deux côtés de la couverture de laine sont également relevés l'un après l'autre en serrant légèrement.

Il faut avoir soin d'entourer bien exactement le cou de manière que l'air ne puisse y pénétrer, et l'on rabat sur les pieds l'excédant de la couverture. On recouvre enfin le tout avec un lit de plume qu'on borde bien des deux côtés et aux pieds. Le maillot est alors complet et le malade ressemble à un enfant au maillot : de là le nom qu'a pris cette opération.

La première impression qu'éprouve le patient dans le maillot humide, est assez pénible : il est saisi par un froid très pénétrant, suivi de légers frissons avec tremblement parfois. La température du corps baisse, la figure devient pâle et fraîche, le pouls se ralentit, etc. Après un laps de temps variable suivant les dispositions du sujet, mais ordinairement au bout de dix à quinze minutes, la réaction centrifuge s'établit, le froid est remplacé par une sensation de fraîcheur à laquelle ne tarde pas à succéder une chaleur douce et agréable. Bientôt l'eau du drap s'échauffe et forme à la surface du corps une couche de vapeur, la peau s'assouplit, son activité s'accroît, le pouls se relève, la figure rougit, la détente a lieu, et la sueur est prête à paraître (1).

Il est temps de s'arrêter avant que la sueur ne se déclare, si l'on ne veut obtenir qu'un effet sédatif.

Le maillot humide sédatif est quelquefois employé dans le traitement des maladies aiguës ; il abat promptement la chaleur fébrile, et ramène le calme dans l'organisme.

---

(1) « Que devient l'eau dont le drap est imprégné dans cette opération ? Elle est absorbée, suivant M. Gillebert d'Hercourt ; le drap est séché et ne redevient humide que par le fait de la sueur. Il est facile de vérifier l'exactitude de ces détails, quand, dans un but déterminé, on fait sortir le malade de l'enveloppement avant l'arrivée de la sueur. On reconnaît alors que le drap est sec, et qu'il adhère même à la peau assez fortement pour qu'on éprouve une certaine résistance quand on cherche à en débarrasser le malade. Il y a donc dans l'enveloppement humide, en plus que dans celui qui n'a lieu que dans la couverture de laine, un acte essentiellement vital, à savoir : l'absorption du liquide dont le drap est imprégné ; après quoi, ce dernier restant en équilibre de température, les choses se passent comme dans l'enveloppement sec. Mais jusque-là tout le calorique émis par le foyer intérieur a été employé à maintenir cet équilibre de température, et, par conséquent, il n'a encore exercé aucune réaction sur la peau. » (Gillebert.)

Mais, je le répète, pour obtenir ce résultat, il est indispensable de ne point provoquer la sueur ; il faut, au contraire, renouveler le drap humide dès qu'il est réchauffé , et on le renouvelle ainsi de demi-heure en demi-heure, ou même plus souvent, si la fièvre est intense et l'agitation extrême.

C'est dans la fièvre typhoïde surtout que le maillot sédatif est efficace. M. Scoutetten en a obtenu des résultats vraiment remarquables : non-seulement la chaleur fébrile était enlevée comme par enchantement, mais encore la soif était admirablement apaisée. Ce dernier effet du drap mouillé est connu depuis longtemps. On sait que des marins , privés d'eau douce , ont souvent étanché leur soif en s'enveloppant dans un drap trempé dans l'eau de la mer.

Le drap mouillé , dans les maladies aiguës, ne doit pas être suivi de l'immersion dans la piscine. On replace le malade dans son lit jusqu'au moment où le retour de la chaleur fébrile rend nécessaire un nouveau maillot.

Je vous engage fortement , Messieurs, à essayer de ce moyen dans le traitement de cette terrible dothinentérie qui fait tant de ravages dans les villes et dans les campagnes, surtout lorsqu'elle règne d'une manière épidémique , et je suis intimement convaincu que les décès seront bien moins

nombreux que par toute autre méthode ;
mais c'est surtout au début de la maladie
qu'on doit y recourir. Le moyen est simple
et économique , et peut être pratiqué partout ; car partout on trouve des draps , des
couvertures de laine et de l'eau.

Par cette méthode, la maladie avortera ,
ou bien, rendue plus bénigne, elle parcour-
ra ses périodes sans gravité, et se termi-
nera plus rapidement.

L'effet calmant est d'autant plus considérable que le drap a été moins tordu et moins
exprimé.

Dans le maillot humide, les effets physiques ou primitifs sont presque nuls, attendu que l'eau du drap est presque à la température ambiante, et, par conséquent, les
effets réactionnaires ou secondaires sont
faibles ; et c'est précisément à cause de cela
que ce maillot est sédatif et calmant.

Tel est, Messieurs, le maillot sédatif ou
antiphlogistique. Il est parfaitement indiqué
dans les maladies aiguës accompagnées
d'excitation, dans les névropathies générales, l'insomnie, l'hystérie, l'épilepsie. Il
est également utile aux personnes débiles,
chez lesquelles la réaction se fait avec peine.

Il est rare que le bain froid, après ce
maillot, ne soit pas suivi d'une prompte
réaction, lors même qu'il ne l'était pas
quand il était employé seul.

Suivant M. Lubanski, l'enveloppement dans le drap mouillé peut remplacer avec avantage les bains domestiques, soit qu'on y ait recours dans le but d'apaiser une excitation générale résultant de veilles prolongées ou de longs voyages, soit qu'on s'en serve dans le seul but de propreté.

Dans les cas où l'emploi des bains médicamenteux est nécessaire, les enveloppements dans le drap imprégné du liquide médicinal sont encore, suivant le même auteur, de beaucoup préférables aux bains ordinaires. Ce qu'il y a de certain, c'est qu'on a ainsi économie de temps et d'argent, et on évite surtout l'embarras que traînent après eux les bains chauds.

On se sert quelquefois du maillot humide comme agent de sudation. Dans ce cas on doit en prolonger plus ou moins longtemps la durée, suivant qu'on voudra obtenir une sudation plus ou moins abondante ; mais en général, par le maillot humide, la sueur doit être peu copieuse. Lorsque celle-ci doit être abondante, on a recours au maillot sec. Ainsi donc, lorsque le malade qu'on a enveloppé dans le drap mouillé commence à transpirer, on le conduira sous la douche ou à la piscine.

COMPRESSES MOUILLÉES.

Les compresses mouillées sont *rafraîchissantes* ou *échauffantes*. Les premières sont renouvelées fréquemment, c'est-à-dire dès qu'elles commencent à se réchauffer. C'est à l'aide des compresses rafraîchissantes qu'on maintient une température basse dans la partie avec laquelle elles sont en contact : elles ont été employées dès la plus haute antiquité. On s'en sert dans les céphalalgies, dans les inflammations locales aiguës, et particulièrement dans les arthrites, dans les contusions, les plaies récentes, les fractures compliquées d'inflammation. Ces compresses sont éminemment antiphlogistiques et sédatives, car elles resserrent les tissus et s'opposent à l'afflux du sang.

Les *compresses échauffantes* ou *excitantes* se laissent à demeure et ne sont renouvelées que lorsqu'elles ont été séchées par la chaleur du corps, c'est-à-dire deux ou trois fois dans les vingt-quatre heures. On les recouvre avec un linge sec, ou mieux encore avec un tissu imperméable, afin de conserver l'humidité : à cet effet l'application du linge mouillé, ainsi que du tissu imperméable qui le recouvre, doit être exactement faite, afin que l'air n'y puisse pénétrer, autrement l'évaporation de l'humidité ne tarderait pas à s'opérer, et l'effet qu'on veut obtenir serait ainsi manqué.

Il y a peu de moyens plus héroïques que les compresses excitantes pour produire un développement actif de chaleur humide : elles sont douées d'une vertu stimulante et résolutive très grande, au point de provoquer assez souvent une éruption locale vésiculeuse ou pustuleuse si vive et si confluente qu'elle peut aller jusqu'à la vésication de la peau.

Sous l'influence de ces compresses, on voit souvent s'opérer avec une grande promptitude l'absorption des tumeurs et des engorgements chroniques ; car elles stimulent fortement les organes absorbants et sécréteurs, et spécialement la sécrétion de la peau. On les applique particulièrement sur le ventre, sous le nom de *ceinture hydrothérapique ;* et, ici, tout en régularisant les fonctions digestives, elles opèrent la résolution des engorgements chroniques des viscères contenus dans cette cavité, tels que les engorgements du foie, de la rate, de l'utérus, etc. ; elles sont également utiles dans la gastralgie, la dyspepsie, les angines commençantes, etc., et peut-être pourrait-on en retirer de bons effets dans le croup. J'engage fortement les praticiens à essayer de ce moyen dans cette terrible maladie. Cela n'empêche pas d'ailleurs de recourir en même temps à d'autres remèdes, tels que la cautérisation, le mélange de calomel et d'alun à l'intérieur, préconisé par M. Miquel, d'Amboise, et dont j'ai eu beaucoup à me louer dans une épidémie d'angine couenneuse et de croup qui a ravagé une commune où j'exerçais alors la médecine.

DE LA SUDATION.

Maillot sec.

Nous voici, Messieurs, arrivés aux grands moyens de l'hydrothérapie. Le maillot sec est un agent puissant de guérison entre les mains d'un médecin habile ; mais qu'on y prenne garde, c'est un couteau à double tranchant, et malheur à celui qui ne sait pas s'en servir !

On a beaucoup abusé de la sudation en médecine ; elle a été appliquée à tort et à travers, et les accidents ont dû être nombreux. Il convient donc d'être très réservé dans son emploi. J'ai vu des malades perdre tout le bénéfice d'un traitement antérieur de six semaines ou deux mois, par l'usage intempestif de la sudation.

Il est des maladies dans lesquelles la sudation est contre-indiquée : ce sont la chlorose, l'anémie, la prostration des forces, quelques affections de l'utérus, les ankyloses, etc. Il en est d'autres contre lesquelles la sudation est très puissante : ce sont les affections goutteuses, rhumatismales, syphilitiques, dartreuses, scrofuleuses, etc., en un mot, toutes les maladies diathésiques ; car, ici, il s'agit d'activer énergiquement le double mouvement de composition et de décomposition. Il en est enfin où le maillot sec est indiqué, mais avec réserve et modération : ce sont les névropathies générales, dans lesquelles la répartition de la chaleur est souvent mal distribuée, où il y a aberration de caloricité. Ici, les malades doivent sortir après une légère transpiration.

Dans ces cas, comme le dit M. Gillebert d'Hercourt, on agit ainsi dans une double intention, ou pour décentraliser le calorique vital, ou pour élever simplement la température de la peau, afin de rendre celle-ci plus accessible aux effets de l'eau froide. J'ai vu des personnes, chez lesquelles la réaction se faisait très mal à la suite de l'application de l'eau froide, réagir parfaitement par ce procédé.

Quant à moi, je ne me sers du maillot sec qu'après y avoir bien préparé mes malades par un traitement préliminaire, c'est-à-dire après dix, douze, quinze ou vingt jours et plus de l'emploi des douches et des bains froids, et je ne l'emploie que dans les cas où les sudorifiques sont indiqués, ou bien lorsqu'il est nécessaire d'accélérer le mouvement de décomposition et de favoriser l'assimilation. En dehors de ces indications, il peut encore être utilisé à titre de simple modificateur ; mais, dans tous les cas, sa durée et sa fréquence doivent être réglées suivant les forces ou le degré d'excitabilité du malade, et, toutes choses égales d'ailleurs, il doit être d'autant moins prolongé que la peau des malades est plus blanche et plus délicate (1).

Le maillot sec se fait le matin de très bonne heure en sortant du lit, car il est ordinairement très long.

Le malade est enveloppé dans une couverture de laine : la laine, comme on sait, est un très mauvais conducteur de la chaleur, et se laisse difficilement traverser par le calorique du corps avec lequel elle est en

______

(1) Gillebert d'Hercourt (*Gazette méd. de Lyon*, p. 29, 1851).

contact. La chaleur animale s'accumule donc à la surface du corps, réagit sur le foyer dont elle émane, et provoque la transpiration cutanée et l'exhalation pulmonaire. Dans cet état le malade éprouve un bien-être et un calme parfaits ; il a en même temps une grande tendance au sommeil, auquel il peut se livrer impunément.

La première apparition de la sueur coïncide avec le moment où la température du corps est la plus élevée. D'après les expériences de M. Latour-Robert, l'augmentation de la chaleur à la peau ne dépasse jamais 2 degrés. Quant à la température intérieure, son accroissement varie, d'après M. Halle-mann, d'un quart de degré à un degré, jamais au-delà (1).

Dès que la transpiration paraît, il faut ouvrir largement les croisées de l'appartement afin de renouveler l'air, et on donne de temps en temps, tous les quarts-d'heure, par exemple, à boire de l'eau fraîche au malade, afin de pousser de plus en plus à la sueur et de calmer en même temps l'irritation intérieure.

Si la tête est douloureuse et la figure in-

---

(1) C. James, *Etudes sur l'Hydrothérapie*. Paris, 1846.

jectée, on place sur le front des linges trempés dans l'eau froide, qu'on aura soin de renouveler souvent.

La durée du maillot sec, comme je l'ai déjà dit, varie suivant les idiosyncrasies, la constitution et les dispositions actuelles des malades. Il en est qui suent au bout d'une demi-heure, de manière à transpercer leur couverture et le lit sur lesquels ils sont couchés. Il en est d'autres, par contre, qui ne suent qu'au bout de quatre à cinq heures, et d'autres enfin qui ne suent pas du tout. Et, chose digne de remarque, tel malade qui transpire abondamment aujourd'hui avec la plus grande facilité, transpirera peu ou point le jour suivant. Cela prouve que la faculté pyrétogénésique n'est pas toujours la même chez le même individu.

En général, la différence dans la sudation tient à l'état de la peau. Celle-ci est-elle atonique, et la circulation capillaire y est-elle faible ? la transpiration sera très difficile. Dans ce cas, il est indispensable d'imprimer préalablement une énergie suffisante aux téguments par les douches et les bains froids, etc. D'autres fois la sueur est difficile à obtenir, quoique les malades offrent en apparence toutes les conditions favorables à la sudation. J'ai connu une jeune femme paraplégique, très fortement constituée, qui n'a jamais pu transpirer dans le maillot soit sec, soit humide.

La transpiration sera aussi poussée plus ou moins loin suivant la nature de la maladie à laquelle on a affaire. S'agit-il d'une affection diathésique, et veut-on par conséquent obtenir une mutation, une rénovation prompte et rapide de la substance organique? on prolongera la sueur de manière à faire perdre au malade 500 grammes à 1,200 grammes de son poids.

Je ne crois pas qu'on puisse perdre une plus grande quantité de sueur, et je tiens pour exagérées les assertions des auteurs qui prétendent avoir fait perdre à leurs malades quatre kilogrammes de sueur et plus à chaque maillot ; car la somme de l'exhalation cutanée a probablement des limites déterminées pour chaque sujet ; ce qui le prouve, c'est qu'on la voit s'arrêter spontanément au bout d'un certain temps, et résister à l'action des moyens destinés à l'exciter. M. Gillebert d'Hercourt a donc raison, suivant moi, de dire que les éléments de la transpiration ne sont pas inépuisables, qu'on voit celle-ci diminuer ou même s'arrêter complètement malgré les soins qu'on prend d'ailleurs pour la prolonger ; et il cite à l'appui de cette assertion l'exemple d'un malade qui, après une heure et demie d'enveloppement, était en nage ; après deux heures, le lit était traversé et la sueur tombait goutte à goutte sur le plancher ; après deux heures et demie, les gouttes se répétaient au nombre de 24 par minute : après deux heures quarante minutes, leur nombre était descendu à 15 par minute; après deux heures quarante-cinq minutes il n'était plus que de 12 , et cette diminution de la transpiration était spontanée (1).

D'après les expériences de Sanctorius, de Lavoisier et de Séguin, un homme adulte perd journellement par la transpiration insensible environ 2 kilogr. de son poids, que réparent les aliments et les boissons. Or, si l'on compare ces chiffres avec les chiffres précédents, il en résulte qu'une sudation peut faire éprouver en quelques heures une perte équivalente à celle qu'on subit habituellement en 24 heures. On comprend que de telles déperditions souvent répétées puissent modifier profondément la composition des liquides de l'économie animale.

Le malade, en sortant du maillot, court sous la douche ou se précipite dans la piscine, et ce passage rapide du chaud au

---

(1) *Rech. sur la sueur* (Gazette médic. de Lyon, 1853).

froid non-seulement modifie l'excitabilité de la peau, mais encore décentralise la calorification plus activement que ne le ferait le seul usage de l'eau froide.

La sudation est très en faveur auprès des malades et des médecins hydropathes en général, car on croit que le principe morbifique s'écoule au dehors avec les sueurs. Cette croyance est basée sur les sueurs critiques que la nature met quelquefois en jeu spontanément pour juger une foule de maladies surtout aiguës.

La doctrine des crises qui fait la base de la médecine hippocratique a été, je le sais, revoquée en doute ou même formellement niée par la plupart des observateurs modernes. Aujourd'hui on ne voit plus dans les crises que le retour des fonctions à leur type régulier par l'effet de la diminution de l'état morbide local, qui avait enrayé le mouvement vital dans plusieurs organes et particulièrement dans les organes sécréteurs. La crise annoncerait donc la fin de la maladie, mais elle ne serait pas un moyen de guérison employé par la nature.

Cette doctrine cadre avec l'organicisme qui règne aujourd'hui sans partage. Quant à moi, je trouve cette manière de voir trop absolue. La doctrine des crises a été admise par les anciens, qui étaient très habiles dans l'art d'observer; et je suis convaincu qu'ils étaient dans le vrai. Je suis, sans doute, loin d'admettre dans toute sa rigueur la doctrine hippocratique sur les crises.

Pour moi, comme pour d'autres, la crise est la lutte engagée entre la force conservatrice et la maladie, et le but de l'art consiste véritablement à solliciter ou à aider cette force quand elle faiblit ou fait défaut. Et c'est en cela que la médecine moderne diffère de la médecine antique.

On sait, en effet, que si Hippocrate reconnaît l'efficacité de la thérapeutique, il semble la faire dériver surtout de la nature médicatrice spontanément développée, selon le dogme d'Héraclite, plutôt que de la vertu libre et intelligente de l'esprit. Cependant il est hors de doute que l'esprit a le pouvoir d'amender et de restaurer à l'aide de ses propres forces sagement combinées, et c'est là l'idée fondamentale de la médecine moderne. Le principe hippocratique de la physis médicatrice nous paraît donc trop absolu et partant faux, car il est greffé sur le panthéisme. Pris à la lettre, il enchaîne le médecin et le rend spectateur passif de l'évolution des maladies. C'est la médecine expectante dans toute sa rigueur. L'art devient dès-lors inutile ; les principes de l'hygiène suffisent seuls pour traiter les maladies.

Cette doctrine est exagérée et doit être

6

abandonnée, mais la doctrine moderne est tombée dans l'excès contraire. Quoique les crises ne soient pas toujours apparentes, quoique la plupart du temps elles s'opèrent lentement et sans excrétion sensible, elles n'en existent pas moins ; seulement, elles passent inaperçues. Qu'est-ce, en effet, qu'une crise, sinon la force médicatrice ? Je soutiens que lorsqu'une maladie guérit sans le secours de l'art, par les seuls efforts de la nature, *conamen naturæ*, comme disaient les anciens, elle guérit d'une manière critique. Mais la nature est souvent impuissante à produire les crises, si l'art n'intervient pas, et cela particulièrement dans les maladies chroniques ; par conséquent, c'est dans la provocation des crises que consiste en grande partie l'art de guérir. Voilà pourquoi Grant soutenait qu'on ne peut pas guérir les maladies par la thérapeutique, si on ignore de quelle manière elles se terminent lorsqu'on les abandonne à elles-mêmes.

Il ne faut pas croire, Messieurs, que cette force médicatrice soit un nouvel agent produit par l'effet de la maladie ; c'est, au contraire, cette même force qui préside aux phénomènes vitaux. Elle résulte donc des forces, des puissances physiologiques intactes, survivantes, qui coexistent avec l'état morbide. Ces forces ou puissances dérivent soit du système organique au sein duquel s'est développé le principe morbifique, soit d'autres systèmes que la force conservatrice met en action synergiquement dans le but de provoquer la crise, lorsque le premier système, surpris par l'extension du travail morbide, est dans l'impuissance de la produire. Dans le premier cas la crise est directe, et dans le second indirecte.

Dans la très grande majorité des cas, c'est par la peau, les muqueuses et les reins, c'est-à-dire par les sueurs, les urines et les flux diarrhéiques, que les crises ont lieu. Or il n'y a point, à coup sûr, de médication plus propre et plus énergique que l'hydrothérapie pour produire cet effet. Elle excite, elle stimule l'activité fonctionnelle de ces organes, et accroît d'une manière considérable et inaccoutumée l'élimination qui se fait par ces trois grandes voies d'épuration.

L'existence des crises, remarquez-le bien, Messieurs, n'entraîne pas nécessairement l'admission des jours critiques. Sur ce point les anciens se sont trompés, et Hippocrate, à son insu peut-être, suivant M. Scoutetten, avait adopté à ce sujet les opinions erronées de la doctrine pythagoricienne sur la puissance des nombres.

Cela dit, ne trouvez-vous pas comme moi, Messieurs, que la grande et féconde doctrine des crises demeure toujours debout malgré les violentes attaques que l'organicisme ne cesse de diriger contre elle? La vérité est immortelle, et la doctrine des crises est fondée sur la vérité, elle ne périra donc pas : c'est là ma conviction, et M. Fleury prêche dans le vide lorsqu'il dit que les crises sont tout simplement des phénomènes dus aux effets physiologiques de la médication employée et non des crises proprement dites ; que c'est en modifiant la circulation, la calorification et l'absorption que l'hydrothérapie exerce une action si remarquable sur un grand nombre de causes morbides.

Cette doctrine, du reste, est celle de M. Schedel. Suivant ce médecin, en effet, l'hydrothérapie agit sur l'économie au moyen des effets physiques du mouvement centrifuge et de la réaction organique développés par l'eau froide appliquée sur la peau ou administrée à l'intérieur.

Mais, malgré le respect que m'inspire le talent de ces deux hydropathes distingués, je ne persiste pas moins dans mon opinion et ne retire aucune des considérations que j'ai developpées plus haut sur la doctrine des crises. D'ailleurs, je ne suis pas seul de mon avis : les auteurs les plus recommandables rapportent des exemples de guérison par des crises proprement dites, c'est-à-dire par l'expulsion au dehors *de la matière pec-cante*, pour me servir de l'expression con-sacrée par les anciens.

En favorisant la tendance vers la peau, disent MM. Trousseau et Pidoux, les sudo-rifiques présentent à chaque instant le sang et les produits morbides qu'il contient au plus vaste émonctoire de l'économie, et chaque jour, à chaque instant un peu de la cause morbifique.

Esquirol affirme que la folie ne saurait bien guérir sans crise. M. Andral a observé chez douze malades de fièvre typhoïde un amendement si subit et si inespéré de tous les symptômes en même temps qu'une sueur s'établissait, qu'il a été forcé de la regarder comme un phénomène critique. Chez une jeune fille typhoïde, le rétablisse-ment d'une sueur habituelle de l'aisselle coïncida avec la convalescence. Louis et Chomel citent plusieurs exemples d'amélio-ration subite et de guérison à la suite d'abcès développés sur différentes parties du corps. Moi-même j'ai cité dans mon Mémoire sur les *fièvres continues graves*, publié dans l'*Union médicale* en novembre 1851, plu-sieurs exemples bien avérés de crises. Un de mes typhoïdes, entre autres, commença à aller mieux après des sueurs abondantes. Dans ma Monographie sur la *pneumonie aiguë* chez les paysans, je rapporte également plu-

sieurs terminaisons critiques de cette pleg-
masie que j'ai eu l'occasion d'observer. Je l'ai
vue deux fois, en effet, se terminer par un
flux abondant d'urines claires et limpides.
J'ai observé un cas de pneumonie qui fut jugé
par deux parotides ; et, sur un enfant de
quatre ans, une pneumonie double extrêmement grave a été jugée par un abcès au
bras ; chez un autre, par une éruption successive de petits abcès sons-catanés dans
diverses parties du corps; chez un troisième,
par une multitude de furoncles ; et enfin,
chez un dernier malade, par une épistaxis.

Enfin, dans mon Mémoire sur les *fièvres
intermittentes*, je parle de plusieurs fébri-
citants chez lesquels les urines ont été
évidemment critiques ; chez un enfant que
j'ai soigné, la fièvre, après avoir résisté
longtemps à tous les fébrifuges, fnt jugée
par un flux abondant d'urines ressemblant
à de *l'huile de chenevis*, selon l'expression
de sa mère.

Beaucoup d'autres écrivains relatent une
foule d'exemples de phénomènes critiques,
et on n'a qu'à les méditer pour se convaincre
de l'influence salutaire des crises dans les
maladies soit aiguës, soit chroniques. Enfin,
la médication dépurative n'est-elle pas fondée sur la doctrine des crises ? et, quoique
l'analyse chimique ne décèle aucun principe
morbifique dans les matières excrémenti-

tielles, les faits ne sont pas moins incon-
testables. Est-ce que l'analyse chimique a
jamais pu saisir et isoler les virus rhuma-
toïde, goutteux ou syphilitique ? et cependant ces virus existent. Est-elle seulement
parvenue à démontrer le venin de la vipère,
du scorpion, de la rage, dont l'existence ne
peut cependant pas être révoquée en doute ?
D'ailleurs, pour nous, les phénomènes
physiques ou physiologiques dont parlent
MM. Fleury et Schedel sont de véritables
crises, car celles-ci ne consistent pas seulement dans l'expulsion au dehors du principe morbifique, de la matière peccante,
mais aussi dans une modification molécu-
laire ou autre sous l'influence de laquelle le
principe morbifique se trouve neutralisé ou
anéanti. Voyez, par exemple, cet homme en
proie au délire : c'est un fou, un halluciné ;
vous lui administrez une douche, ou seulement vous le menacez de la lui administrer,
et aussitôt la crainte imprime dans son cerveau une modification telle que le délire
disparaît quelquefois tout-à-coup comme
par enchantement, et fait place à la raison.
Or, je le demande, n'est-ce pas là un phénomène critique ? la cause de la folie ne
s'est-elle pas dissipée, n'a-t-elle pas été,
pour ainsi dire, anéantie par la nouvelle
modification survenue dans l'encéphale du
malade ? En d'autres termes, le principe

du mal n'a-t-il pas été neutralisé par le nouvel arrangement des molécules cérébrales, et cet arrangement physiologique a-t-il pu s'opérer sans un mouvement critique ?

Comme vous le voyez, Messieurs, il n'y a là qu'une question de mots, et je crois qu'au fond nous sommes tous d'accord.

Mais revenons à la sueur. La nature de la sueur, suivant M. Gillebert d'Hercourt, peut être modifiée par les différents états pathologiques, soit par la soustraction de quelques-uns de ses principes constituants, soit par l'addition de matières étrangères à sa composition habituelle. Ses caractères physiques et chimiques sont variables. En effet, elle est tantôt liquide comme de l'eau, tantôt épaisse, grasse et onctueuse comme de l'huile. Sa saveur est salée, son odeur tantôt acide, tantôt fade, tantôt pénétrante ou fétide, et presque toujours nauséabonde. Il est des personnes cependant dont la sueur exhale une odeur agréable.

La qualité des principes salins de la sueur varie suivant qu'on l'examine au début, au milieu ou à la fin de la transpiration. En effet, après avoir fractionné la sueur d'une transpiration en plusieurs parties correspondant à deux ou trois périodes égales, à partir du commencement de l'expérience, M. Favre a trouvé des différences dans la proportion relative des sels minéraux et des sels à acide organique, les premiers étant plus abondants pendant les dernières périodes.

Le rapport de l'eau à la somme des matériaux solides ne change pas sensiblement aux derniers moments où la sueur est recueillie, durant la transpiration forcée (1).

La couleur de la sueur n'est pas moins variable. J'ai eu l'occasion de la trouver plusieurs fois rosée, jaune, ou bleue. Les auteurs citent aussi des cas de sueur verte et noire.

Y aurait-il des rapports constants entre la nature de la maladie et les qualités de la sueur, comme tendrait à le croire M. Lubanski? La question n'est pas encore résolue. Je connais, d'ailleurs, des personnes bien portantes dont la sueur est rosée ou jaune.

A quoi faut-il attribuer ces diverses colorations? Selon M. Vidal, la couleur rosée de la sueur serait le produit d'une exhalation des vaisseaux du corps papillaire formant la couche extérieure du système cutané. Cette exhalation serait due probablement à un

---

(1) A. Berne (*Thèse inaugurale sur le système cutané*, Paris, 1854).

phénomène exosmotique, et peut dépendre de la réunion de certaines circonstances morbides mal définies encore, ou d'une idiosyncrasie particulière.

Ce phénomène de la coloration de la sueur s'appuie, selon M. Vidal, sur les travanx de Weber, Cruiskank et Burdach, qui reconnaissent au système cutané la double faculté d'émettre et d'absorber tout à la fois.

Quant à la coloration bleue, elle est due, snivant M. Bouchardat, à la transformation spontanée des matières albumineuses en globules organiques d'une belle couleur bleue.

La sueur jaune doit, sans doute, sa coloration à la bile.

Ces explications ne satisferont sans doute pas complètement votre esprit, comme elles ne satisfont pas le mien ; mais le fait est réel, je l'ai observé plusieurs fois pour la coloration jaune, bleue et rosée, et il mérite assurément d'attirer l'attention des observateurs.

La réaction de la sueur au début est constamment acide et plus tard elle peut devenir neutre, mais jamais alcaline, comme l'ont prétendu certains observateurs. Les expériences de M. Andral et de M. Gillebert d'Hercourt ont mis cette vérité hors de doute.

La réaction alcaline, constatée par quelques observateurs, doit être attribuée à une altération du produit de l'exhalation cutanée par une cause étrangère, par la malpropreté, par exemple.

On distingue dans les produits fixes de l'excrétion cutanée : 1° une matière oléo-albumineuse, appelée smegma (*sebum cutaneum*), sécrétée par les follicules cutanés qui donnent un aspect luisant à la peau, et dont la réaction est acide, suivant M. Gillebert. Le smegma n'est excrété en certaine quantité qu'au début de la sueur, mais, pour peu que la transpiration se prolonge, l'excrétion du smegma cesse de se faire.

2° Un liquide aqueux, tenant en dissolution des sels et une petite quantité d'acide libre, dont la nature n'est pas encore bien connue. Pour Cruiskank, en effet, c'est de l'acide carbonique, pour Berthollet de l'acide phosphorique, pour Berzélius et Anselmius de l'acide lactique, pour M. Thénard de l'acide acétique, et pour M. Favre enfin de l'acide hydrotique ou sudorique.

Le smegma et l'acide sont très abondants au début de la sueur ; mais, au fur et à mesure que celle-ci se prolonge et qu'elle devient plus copieuse, ces matières diminuent et finissent par disparaître : de là la réaction acide de plus en plus faible, et enfin nulle du produit de la transpiration.

La neutralité de la sueur, comme le dit M. Gillebert, est donc due à l'absence du smegma et de l'acide libre en question.

M. Gillebert a cru observer que la sueur était d'autant moins acide que la maladie affectait les organes spécialement destinés à la nutrition, et qu'elle appartenait à la classe des maladies nerveuses.

Chez un malade atteint de gastro-entéralgie qui avait déterminé un amaigrissement considérable, la sueur était neutre. Il en fut de même chez un autre atteint d'albuminerie. Chez les hypocondriaques, elle est très peu acide ; dans le rhumatisme, par contre, elle l'est fortement.

Ce n'est pas tout : la sueur, en perdant le smegma, devient de moins en moins dense, et finit, à la longue, par devenir aussi liquide que de l'eau. C'est ce qui a fait dire à M. Andral que l'accroissement de la perspiration cutanée a pour effet d'enlever au sang proportionnellement plus d'eau que d'autres principes.

La sueur dans les maladies contient quelquefois des principes qu'on ne rencontre pas dans la sueur normale ou physiologique. J'ai déjà parlé des sueurs bleues, rosées, jaunes, vertes et noires. M. Anselmino a vu, en outre, des sueurs albumineuses ; Carmichaël Smith a observé dans un cas de fièvre catarrhale une sueur qui contenait une grande quantité de sels ammoniacaux qui cristallisaient sur la peau.

M. Lhéritier a vu les sueurs critiques, chez les goutteux, déposer quelquefois sur la surface tégumentaire des urates et des phosphates sous forme de poudre légère et brillante. M. Gillebert a observé sur la peau des mains d'un médecin un dépôt de poudre blanche et brillante dont il n'a pu connaître la composition.

On a trouvé dans quelques sueurs les principes odorants du musc, de la valériane, de la térébenthine. M. Gillebert, qui cite ces faits, ne dit pas si les malades qui ont présenté ces phénomènes faisaient usage de ces médicaments. Il est probable qu'il en était ainsi : ce qui semble le prouver, c'est que Biett a vu l'élimination du mercure se faire par la peau chez des doreurs affectés de tremblement mercuriel, et qui étaient soumis à l'usage des bains de vapeur.

Kramer et M. Bonnet de Lyon ont démontré que l'iode était éliminé par la peau. M. Chatin a fait la même démonstration pour l'arsenic.

Tous ces faits, pour le dire en passant, ne confirment-ils point la doctrine des crises par la sueur?

La sudation se fait ordinairement en commun, dans une grande salle située à côté de la salle des bains, afin que les malades ne courent pas le risque de se refroidir dans le trajet qu'ils sont obligés de parcourir pour aller sous la douche ou se précipiter dans la piscine tout ruisselants de sueur.

Je ne m'étendrai pas ici sur les avantages qu'il y a à transpirer en commun, je dirai seulement que la surveillance ne peut pas se faire autrement, que les malades peuvent charmer leurs loisirs par des entretiens familiers, et chasser ainsi l'ennui inséparable d'un long séjour dans le maillot.

Il est cependant des médecins qui se sont élevés contre les salles de sudation, prétextant la mauvaise odeur des sueurs, comme si ces salles n'étaient pas disposées de manière à pouvoir y renouveler incessamment l'air atmosphérique.

Dans quelques établissements, à Bellevue, par exemple, le maillot hydrothérapique est remplacé par l'étuve à alcool, sous prétexte que le contact immédiat de la laine est fort désagréable, parfois irritant, et qu'il est impossible de graduer à volonté, par ce moyen, l'intensité de la chaleur.

Le maillot humide n'a pas non plus trouvé grâce à Bellevue, parce que la peau, dit-on, restant ici fort longtemps en contact avec l'humidité, s'amollit, se ride, pâlit, prend l'aspect d'un tissu macéré, et perd ainsi sa vitalité et une partie de ses facultés perspiratòires.

C'est pour toutes ces raisons que le maillot, soit sec, soit humide, y a été à tort, suivant moi, remplacé par l'étuve à l'esprit-de-vin.

Le malade est assis sur un fauteuil dont le siége est percé à jour par un grillage en bois ; on l'entoure ensuite depuis le cou jusqu'à terre d'une large couverture de laine bien fermée, de manière à intercepter l'air. Sous le fauteuil on place une lampe à alcool à trois becs. L'air contenu dans l'espace embrassé par la couverture ne tarde pas à s'échauffer ; au bout de huit à dix minutes le malade commence ordinairement à transpirer, et au bout de vingt minutes la sueur ruisselle de tous ses pores. Le patient est alors promptement débarrassé de sa couverture, et se précipite dans la piscine.

Il est peu de sujets qui soient réfractaires à ce mode de sudation , comme cela arrive assez souvent par le maillot : il provoque la sueur chez presque tous les sujets qu'on y soumet ; mais il a, à mon avis, de graves inconvénients. Et d'abord, la transpiration n'est plus ici le résultat de la chaleur propre du malade, elle est provoquée par une chaleur étrangère, venue du dehors. Le malade ne fait ici aucune dépense de calorique et on ne peut, par ce moyen, remédier à ces aberrations de caloricité si fréquentes dans les affections nerveuses, en décentralisant la calorification et en la répartissant d'une manière plus égale ; car il existe des liaisons étroites entre les fonctions de la peau et la calorification , comme l'ont démontré Magendie et Fourcault.

La lampe a en outre le grave inconvénient de provoquer une grande excitation que le bain froid ne parvient pas toujours à calmer , d'accélérer la circulation du sang , de produire des palpitations et même des syncopes, et pourrait causer de graves accidents chez les personnes sujettes aux congestions cérébrales.

Je connais d'ailleurs plusieurs personnes qui se sont mal trouvées de l'étuve : je citerai entre autres un médecin distingué des hôpitaux de Paris, mon excellent ami le docteur N. Guéneau de Mussy.

Comme vous le voyez, Messieurs, la transpiration n'est plus ici active comme dans le maillot hydrothérapique , elle est au contraire passive, c'est-à-dire qu'elle est le résultat de l'excitation des organes , excitation produite par une chaleur étrangère à l'organisme.

On a dit qu'avec l'étuve on peut graduer à volonté l'intensité de la chaleur, et que cette graduation est impossible par le maillot. Mais c'est là une grave erreur : on n'a nullement besoin de se préoccuper de la chaleur dans le maillot, car le malade est lui-même la source du calorique qui provoque la sueur. C'est l'économie elle-même, comme le dit avec raison M. Gillebert d'Hercourt, qui gradue ici l'intensité de la chaleur et qui, par un acte spontané dépendant de la faculté qu'elle possède de maintenir sa température propre en dépit des circonstances extérieures, empêche le degré de la chaleur de s'élever au-delà du degré physiologique, comme cela a lieu précisément par l'étuve.

Concluons donc, avec M. Gillebert, que par le maillot il n'y a rien de contraint, rien de forcé; car, toutes choses égales d'ailleurs, ses effets seront toujours proportionnels à la faculté pyrétogénique propre à chaque individu (1).

Le maillot est susceptible d'un seul reproche, c'est d'agir avec lenteur, mais cet inconvénient est grandement compensé par ses heureux effets.

———

(1) *De la sudation* (Gazette médic. de Lyon, 1852).

Cinquième leçon.

DES BAINS DE VAPEUR TÉRÉBENTHINÉE.

Messieurs,

Dans la dernière leçon, nous avons passé en revue et discuté la valeur des différents procédés mis en usage dans les établissements hydrothérapiques pour provoquer la sueur ; il me reste à vous parler aujourd'hui d'un puissant moyen de sudation qui, aux quelques avantages du bain sec et chaud, réunit une action spécifique d'une grande efficacité, et qui peut être employé seul ou combiné avec les divers procédés hydrothérapiques dans plusieurs maladies et particulièrement dans les affections rhumatismales et catarrhales chroniques. Je veux parler des bains de vapeur térébenthinée, dont il existe un appareil dans l'établissement que je dirige.

Ces bains agissent et par leur température élevée et par leur principe balsamique, dont l'efficacité est reconnue depuis longtemps dans le traitement de ces maladies.

Cette puissante médication est encore très peu connue dans le monde médical, mais je ne doute pas qu'elle ne soit appelée à un grand avenir. J'ai été témoin de ses bons effets ; je suis parvenu à guérir ou améliorer, à l'aide des bains térébenthinés, des maladies très invétérées qui avaient résisté à toutes les ressources de la thérapeutique ordinaire.

Comme la plupart des remèdes héroïques, c'est le hasard qui a découvert l'action salutaire des vapeurs résineuses unies à une température élevée, et c'est dans le département de la Drôme, parmi les bûcherons et les ouvriers occupés à l'extraction de la poix, que cette découverte prit naissance, il y a de cela plus d'un siècle.

Plusieurs d'entre vous savent peut-être, Messieurs, ce que c'est qu'un four à poix : c'est une cavité ovoïde, profonde de deux mètres et large d'un mètre cinquante centimètres environ, où les copeaux de pin ou de sapin sont soumis à la distillation pour en extraire la poix ou la résine. Or, les ouvriers occupés à cette extraction, ont remarqué que ceux d'entre eux qui étaient affligés de douleurs rhumatismales en étaient promptement délivrés ; et vous ne serez pas étonnés d'une guérison si rapide, si vous faites réflexion que l'occupation de ces rudes travailleurs consistait à tasser au fond du four les copeaux résineux en couches symétriques , sous une température de $+$ 80° ou 100° centigrades (1).

Comme vous pouvez vous l'imaginer, sous l'influence d'une si haute température , la peau était vivement stimulée , une diaphorèse abondante ne tardait pas à s'établir, et, en outre, le malade plongé dans une atmosphère de vapeur oléo-résineuse , absorbait une partie des principes balsamiques qui portent, comme vous le savez, une action élective sur les muqueuses en général et en particulier sur la muqueuse des voies génito-urinaires, sur le système nerveux sur lequel ils agissent à la manière des sédatifs, et enfin sur la vitalité des organes qu'ils modifient profondément : de là l'explication des cures remarquables qu'on obtient à l'aide des bains térébenthinés, dans les affections rhumatismales et catarrhales chroniques, les névralgies, etc., etc.

---

(1) Comment l'organisme peut-il résister à une si haute température ? Les expériences de MM. Delaroche et Berger ont démontré que la cause d'une telle résistance réside dans l'évaporation de la sueur, qui, se faisant à la surface cutanée, lutte ainsi contre la puissance calorificante.

Ces guérisons firent du bruit dans la vallée. Tous les rhumatisants accouraient en foule aux fours à poix pour se guérir de leurs douleurs ; ils y descendaient à l'aide d'une échelle par l'ouverture supérieure, y demeuraient une demi-heure environ, et à leur sortie on continuait à les faire transpirer dans des couvertures de laine.

Mais les cures avaient beau se multiplier, leur récit ne sortit pas, pendant plus d'un siècle, de ce coin des Alpes où naquit la nouvelle méthode, et ce n'est que depuis quelques années que l'attention des médecins fut enfin éveillée sur cette puissante médication. C'est le docteur Chevandier qui le premier, je crois, publia en 1850, dans la *Revue médico-chirurgicale*, le résultat de ses observations sur les bains térébenthinés.

En 1855, le docteur Alex. Benoît, de Die, publia à son tour le compte-rendu des affections névralgiques, rhumatismales et catarrhales chroniques qu'il eut occasion de traiter dans son établissement du Martouret.

Le rustique four à poix, tel que je viens de le décrire, était d'un accès difficile, surtout pour les malades perclus ou impotents ; c'est pourquoi M. Benoît eut l'idée de faire pratiquer à son four, dont il conserva la forme primitive, une ouverture latérale à

7*

effleurement des copeaux, par laquelle les malades peuvent y entrer aisément. M. Chevandier convertit le sien en une chambre fumigatoire circulaire, divisée en neuf cellules dans lesquelles la température ne peut être graduée, de sorte que les malades s'y trouvent tous soumis au même degré de chaleur. M. le docteur Armand Rey obvia à cet inconvénient ; il divisa également l'étuve en plusieurs cabinets indépendants et aérés par un système ingénieux de ventilation ; mais, dans ces cabinets qui peuvent être chauffés séparément, on peut jusqu'à un certain point graduer à volonté et la température et l'intensité des vapeurs résineuses. M. Rey eut, en outre, la pensée de combiner la médication térébenthinée avec l'hydrothérapie, et la science doit lui savoir gré de cette innovation.

C'est d'après ce dernier système qu'a été construit l'appareil de Serin. Les copeaux résineux dont nous nous servons sont ceux du pin *auve*, comme on l'appelle dans la Drôme, et qui n'est autre, suivant M. Benoît, que le *pinus montana*.

Ici, une question importante. Les copeaux résineux peuvent-ils être remplacés sans inconvénient par la résine ou la poix qu'on trouve dans le commerce et qui est extraite de ces mêmes copeaux, comme le pensent certains praticiens ? Il est permis d'en douter, car le bois ou le ligneux contient des principes qu'on ne rencontre pas dans la poix, et qui ne sont probablement pas étrangers aux résultats obtenus sur l'économie : ce sont des produits pyroligneux et autres qui resteraient à déterminer. En attendant que l'expérience ait prononcé sur ce point, passons à une autre question. Quelle est la température la plus convenable pour les bains térébenthinés ?

M. Rey m'a assuré qu'à Bouquéron l'étuve est chauffée à 80 et même à 100° centigrades. J'avoue que je ne comprends pas le but d'une température si élevée. Que veut-on atteindre, en effet, par les bains de vapeur térébenthinée ? évidemment la sudation et l'inhalation des vapeurs balsamiques. Mais ce but est parfaitement atteint à un degré moins élevé. Or, pourquoi dépasser 45° ou 50°, puisque cette température suffit à tous les besoins ? On ne saurait être trop réservé dans l'application du calorique. Il faut avant tout étudier les dispositions de chaque malade, car tout le monde ne peut pas supporter également bien le même degré de chaleur. Celle-ci doit, par conséquent, être réglée pour chaque sujet.

Vous savez, Messieurs, que l'organisme, contrairement aux corps inertes qui s'échauffent de proche en proche et indéfiniment, s'échauffe très rapidement dans toutes ses parties et à toutes ses profondeurs à la fois, comme l'ont démontré les expériences de MM. Magendie, Duméril, Lecointe et Demarquay : de là, sans doute, les céphalées, les étourdissements, les palpitations, les angoisses qui se déclarent, ainsi que je l'ai vu quelquefois, à une température de 70 à 80°. Heureusement que l'absorption du calorique par les corps vivants se fait dans une limite très restreinte, de 3 à 5 degrés ; au-delà la vie serait impossible.

Vous pouvez juger par là l'inconvénient qu'il y a à élever outre mesure la température. Quant à moi, je la maintiens généralement entre 40 et 50° centigrades et ne dépasse que rarement 60°, en commençant, bien entendu, par une température moins élevée et l'augmentant progressivement. Dans les maladies des organes respiratoires elle doit être encore plus basse : 30 à 35° suffisent dans ce cas ; et je dois déclarer ici que je me trouve parfaitement de cette pratique. Les malades y transpirent convenablement et y respirent une grande quantité de vapeurs oléo-résineuses, comme le prouvent les urines qui, quelques minutes après, exhalent une forte odeur de violette. Enfin, si vous ajoutez qu'à une température très élevée l'absorption se fait dans des limites très restreintes, vous resterez convaincus de la justesse de mon argumentation.

La durée du bain de vapeur térébenthinée est en général d'une demi-heure ; on peut la prolonger de quelques minutes, si rien ne s'y oppose, et il faut au contraire l'abréger si le malade éprouve de l'anxiété, des palpitations, de la céphalalgie, etc. ; à sa sortie de l'étuve il court sous la douche, ou bien on continue à le faire transpirer dans la couverture de laine, suivant les indications.

La première impression qu'on éprouve en entrant dans le four, est celle d'une chaleur telle qu'il paraît impossible de la supporter ; mais cette impression ne dure que quelques secondes ; aussitôt après les malades s'y trouvent fort à l'aise, y respirent très librement, et toute douleur se tait généralement pendant la durée du bain.

Au bout de cinq à six minutes la sueur commence à se déclarer à la poitrine ; les autres parties du corps ne tardent pas à en être couvertes à leur tour, et son abondance devient telle qu'elle ruisselle sur la peau et va inonder parfois le parquet de la cellule. On a vu des malades perdre jusqu'à 1,200 grammes de leur poids dans l'espace d'une demi-heure. Personne n'est réfractaire à la transpiration par ce moyen ; mais il ne faut pas croire que son abondance soit en rapport avec l'élévation de la température. Il est des malades qui m'ont assuré qu'ils transpiraient bien plus à 45 ou 50° qu'à 80 ou 90°.

La sueur, comme l'a déjà remarqué M. le docteur Alex. Benoît, arrive ici d'une manière si insensible et si facile que les malades ne s'en aperçoivent presque pas. Cet auteur ajoute que les parties qui sont le siége du rhumatisme, sont plus lentes à ressentir le calorique et ses effets. J'ai vérifié ce fait chez un jeune homme atteint de scapulodynie. M. Benoît a constaté également la sécheresse d'un membre pelvien affecté de sciatique, alors que tout le corps était baigné de sueur. Ici, j'ai observé le contraire. En effet, j'ai traité un homme atteint de cette cruelle maladie, mais le membre malade transpirait aussi abondamment que le reste du corps.

Malgré l'abondance de la transpiration, les malades supportent généralement très bien les bains résineux, ils n'en sont nullement affaiblis. J'ai soigné une femme rhumatisante âgée de 43 ans, d'une constitution délicate, qui a pris 24 bains en vingt-quatre jours sans éprouver la moindre fatigue. J'en ai vu d'autres par contre, qui, après sept à huit bains pris coup sur coup, étaient obligés de se reposer.

J'ai l'habitude, lorsque les malades ne sont

pas pressés , d'administrer les bains de vapeur résineuse de deux jours l'un. On peut de la sorte les continuer indéfiniment sans crainte d'inconvénient.

J'ai examiné la sueur de beaucoup de malades, elle conserva toujours ses caractères acides ; seulement, l'acidité était plus ou moins prononcée chez les différents sujets que j'ai étudiés.

Les bains de vapeur térébenthinée déterminent chez quelques personnes des éruptions miliaires, qui se dissipent spontanément au bout de 24 ou 48 heures. Ces éruptions ont été observées également par M. Benoît. Chez une jeune femme nerveuse atteinte de rhumatisme goutteux ils occasionnèrent constamment de l'agitation pendant toute leur durée, agitation qui se renouvelait ordinairement la nuit qui suivait le bain. Cela n'empêcha pas d'obtenir une très grande amélioration dans l'état de la malade. Chez deux autres sujets ils produisirent une sorte d'ardeur fort incommode avec démangeaison dans les fosses nasales. Ce phénomène persistait, mais à un moindre degré, dans l'intervalle des bains. Le malade qui s'en trouvait le plus incommodé, s'en délivra en rabattant sur sa figure, pendant toute la durée du bain, un pan de la couverture de laine dans laquelle il était enveloppé.

Chez une jeune personne hystérique qui prenait ces bains pour se guérir d'une toux à l'état chronique, la voix s'éteignait complètement dès qu'elle mettait le pied dans l'étuve, et elle ne la recouvrait que plusieurs heures après ; une émotion morale un peu vive produisait chez elle le même effet.

On croirait au premier abord que la tête, dans les bains résineux, doit se congestionner outre mesure et devenir douloureuse. Il n'en est rien cependant. J'ai observé très rarement de la céphalalgie ; mais, lorsqu'elle a lieu, il suffit, pour la dissiper, de prescrire au malade de se couvrir la tête avec des compresses d'eau froide fréquemment renouvelées. Mais, je le répète, j'ai vu très rarement le sang affluer vers le cerveau (1) ; et cela se comprend : en effet, le corps étant d'une part plongé tout entier dans le même milieu, la circulation se trouve de la sorte équilibrée dans toutes ses parties, et d'autre part l'hypérémie générale des téguments cutanés

---

(1) Une seule fois j'ai vu un malade sortir du four comme dans un état d'ivresse alcoolique ; mais il faut dire que le four était rempli de fumée, et que c'est probablement à l'action de la fumée qu'on doit attribuer ce phénomène qui se dissipa d'ailleurs rapidement.

jointe à la transpiration abondante, universelle, opère une révulsion puissante sur la périphérie, et les organes internes se trouvent ainsi dégagés. Voilà pourquoi l'on voit quelquefois des migraines et des céphalalgies liées à un état pléthorique se dissiper sous l'influence des bains térébenthinés. Le même résultat a-t-il lieu lorsque la tête est hors de l'atmosphère résineuse, comme cela se pratique dans quelques établissements ? Il est permis d'en douter ; et, en outre, par ce système les malades n'absorbent que peu ou point, si l'on veut, des principes balsamiques dont l'efficacité est incontestable dans le traitement de ces maladies.

Sous l'influence de ces bains la circulation augmente d'activité ; de 60 à 75 le pouls s'élève à 90, à 100 et même à 130 pulsations par minute, et, chose remarquable, la respiration conserve son type normal, même lorsque le pouls bat 120 ou 130 fois par minute. C'est là une exception remarquable à la loi de correspondance entre ces deux fonctions, car on sait que le nombre des inspirations est toujours en rapport avec le nombre des pulsations artérielles.

L'accélération de la circulation n'est cependant pas constante, elle reste quelquefois dans son état normal, et j'ai même vu le pouls descendre au-dessous de son type régulier : c'était chez un malade atteint d'un rhumatisme articulaire chronique compliqué d'une affection organique du cœur (insuffisance des valvules).

La première fois que ce malade fut soumis au traitement, le pouls marquait, avant le bain, 84 pulsations par minute, et une demi-heure après, à la sortie de l'étuve, il était descendu à 68.

La seconde fois, le pouls en entrant battait 86 fois par minute, et en sortant 80.

La troisième fois il descendit, au bout de vingt minutes, de 84 à 68 pulsations, mais quelques minutes après il s'éleva à 108.

Au quatrième bain enfin, il n'en fut plus de même : ce furent des phénomènes inverses qui eurent lieu. En effet, en une demi-heure, le pouls de 92 s'éleva à 112 pulsations par minute ; mais au milieu de ces oscillations la respiration se conserva toujours dans son type normal.

J'ai eu occasion d'appliquer la même médication à un autre rhumatisant, atteint en même temps d'une hypertrophie du cœur. Les mêmes phénomènes ne se sont pas représentés ; la circulation a été constamment accélérée, au point que le malade a été obligé de suspendre le traitement.

Les fonctions digestives participent à la surexcitation générale; l'appétit est augmenté, la digestion accélérée et la soif accrue.

Enfin, l'excrétion des urines se maintient dans son état normal ; et cela se comprend, car, la soif étant plus vive, les malades sont obligés de boire davantage , et le liquide ingéré passant presque en entier dans le torrent de la circulation , répare ainsi les pertes humorales causées par la transpiration. Une chose digne de remarque , c'est que l'urine contracte en très peu de temps une odeur de violette très prononcée, preuve que toute l'économie s'est imprégnée du principe balsamique ou résineux. On pressent par là de quelle utilité doivent être ces bains dans les catarrhes chroniques de la vessie.

M. le docteur C***, qui est venu l'année dernière passer quelques jours à l'établissement et qui m'accompagnait tous les matins dans la salle des bains térébenthinés, m'a assuré que, pendant tout le temps de son séjour à Serin , il éprouva pendant la première partie de la journée une légère irritation au col de la vessie, qui lui donnait de fréquentes envies d'uriner.

Tels sont les phénomènes de physiologie pathologique qu'il m'a été donné d'observer chez les malades exposés aux vapeurs de la térébenthine à une haute température.

Il nous reste maintenant à examiner l'action de ces bains. Comment agissent-ils ? Évidemment leur action est complexe : ils agissent et par la révulsion qu'ils provoquent à la peau, et par l'absorption des vapeurs oléo-résineuses. Mais par quelle voie cette absorption se fait-elle? est-ce par la respiration exclusivement, ou bien par la respiration et par la peau à la fois?

À l'exemple de M. Roche, M. Gillebert d'Hercourt soutient résolument que la peau n'est pas un organe absorbant; dès-lors elle n'entrerait pour rien dans cette absorption. Si mon savant collègue s'était borné à refuser à la peau la faculté absorbante lorsque le corps est soumis à une haute température, peut-être me serais-je rangé à son avis, en faisant toutefois mes réserves, car il est certain que l'absorption et l'exhalation sont en raison inverse d'activité; mais soutenir qu'elle n'absorbe jamais, qu'elle n'est pas, en un mot, un organe absorbant, c'est une erreur que l'expérience de tous les jours ne cesse de mettre en lumière. Faites, en effet, des frictions douces et ménagées sur la peau de la partie interne des cuisses avec la pommade mercurielle, de manière à ne pas enlever l'épiderme, et vous provoquerez la salivation. Pratiquez de même chez un fiévreux de légères frictions sur le pli des aînes et dans le creux des aisselles avec une pommade de sulfate de quinine, et vous lui couperez la fièvre. Ce sont là des faits qu'il est impossible de révoquer en doute, et qui détruisent de fond en comble la doctrine de MM. Roche et Gillebert. Du reste, ce dernier paraît être revenu à de meilleures idées sur ce sujet, puisque, dans son dernier écrit sur *les effets physiologiques déterminés par l'application externe de l'eau froide*, il affirme positivement que dans l'enveloppement humide l'eau dont le drap est mouillé, est absorbée en entier par la surface tégumentaire, et je le félicite sincèrement de ce retour à la vérité.

Voilà pour la peau. Mais ce n'est pas tout : M. Gillebert ne s'est pas contenté de dépouiller cette membrane de sa faculté absorbante, il alla plus loin, il en dépouilla également, en grande partie du moins, l'appareil respiratoire lorsque la température ambiante est à $+$ 60° et au-dessus. Je n'ai qu'une réponse à cette assertion, c'est que l'urine des malades soumis aux bains térébenthinés exhale aussitôt après une forte odeur de violette, preuve irréfragable de l'absorption des élements oléo-résineux. D'ailleurs, si M. Gillebert était dans le vrai, pas un malade, ce me semble, ne sortirait vivace de l'étuve, attendu que l'oxigène de l'air cessant par la même raison d'être absorbé en quantité suffisante, le patient courrait le risque de périr asphyxié. Or, les malades se trouvent fort à l'aise et respirent parfaitement dans les bains résineux.

Voyez à quelles conséquences conduit une idée trop absolue !

M. Gillebert a trop de jugement et de savoir pour ne pas revenir bientôt de son erreur.

D'après toutes ces considérations, nous sommes donc en droit de conclure que les bains de vapeur térébenthinée agissent et par leur température, et par l'absorption de leurs principes balsamiques ; que cette absorption a lieu surtout par la respiration, mais que la peau n'y reste peut-être pas complètement étrangère.

. . . .
. . . .
. . . .

Sixième leçon.

DES EFFETS PHYSIOLOGIQUES DÉTERMINÉS PAR L'APPLICATION DE L'EAU FROIDE.

Messieurs ,

Le contact de l'eau à $+$ 15° centigr. et au-dessous avec l'organisme produit trois ordres d'effets bien distincts : ce sont les *effets primitifs* ou *affectifs*, les *effets secondaires* ou *réactionnaires*, les *effets tertiaires* ou *déprimants* (sédatifs indirects).

Les effets primitifs consistent dans la soustraction de la chaleur vitale, la rétraction des vaisseaux et la rigidité des tissus. Les effets secondaires résultent du retour de la chaleur à la peau, d'une plus grande liberté dans les mouvements musculaires, d'un sentiment de force et d'agilité plus grandes, d'une vive rougeur sur toute la surface du corps, enfin d'une sensation très prononcée et très agréable de chaleur répandue dans tous les membres. Enfin, les effets tertiaires consistent dans la diminution graduelle du bien-être précédent, le retour du froid, les frissons, le tremblement, la gêne dans les mouvements, la diminution de la sensibilité, etc.

Ces derniers ne se manifestent que lorsque le bain est prolongé au-delà de la durée des phénomènes réactionnaires, c'est-à-dire après l'épuisement complet des forces actives.

Les effets secondaires sont la conséquence directe et nécessaire des effets primitifs, ils sont constamment en rapport d'intensité avec eux, et ils acquièrent toute leur force et toute leur plénitude lorsque la durée du bain froid est limitée à quelques minutes (de une à trois).

Il s'ensuit donc qu'un bain froid, pour être excitant, tonique, ne doit jamais être prolongé au-delà de deux à trois minutes, c'est-à-dire qu'il devra cesser aussitôt que la spontanéité vitale aura été convenablement sollicitée, et avant que l'intégrité des forces ait été entamée.

Après s'être produits, les effets secondaires s'affaiblissent progressivement au fur et à mesure que la durée du bain froid se prolonge, et finissent par s'éteindre complètement. On a alors les effets tertiaires.

Enfin, si l'action du froid se continue indéfiniment, l'économie, ne pouvant plus compenser la perte de chaleur qu'elle éprouve, laisse baisser progressivement et proportionnellement le degré physiologique de sa température, jusque-là peu modifié, et, après avoir usé dans la résistance toutes ses forces actives de réserve, *vires in posse*, elle succombe. En d'autres termes, l'excitabilité, dans cette lutte, s'épuise sous la prolongation de l'excitation, et la vie s'éteint, suivant l'expression de Réveillé-Parise, par la suppression de l'un de ses facteurs.

Passons maintenant à la description de ces trois périodes occasionnées par l'application de l'eau froide.

Au premier moment de l'immersion, on éprouve une impression très pénible. Les liquides de l'économie sont refoulés avec précipitation vers les grandes cavités, et spécialement vers les poumons ; il y a donc un mouvement centripète. La peau pâlit, le tissu dermique se resserre, devient plus ferme et plus rigide ; les papilles cutanées s'élèvent et se développent ; le calibre des vaisseaux diminue ; les organes profonds se congestionnent : le patient éprouve alors un sentiment de froid glacial ; il est en proie à un spasme général ; la respiration devient saccadée, entrecoupée, haletante, le pouls petit, concentré, profond et dur ; la peau a augmenté encore de sa pâleur, les nerfs qui se distribuent dans son tissu sont comme frappés de sidération : de là son insensibilité au contact des corps .extérieurs. Nous nous rapprochons alors, comme on l'a dit, de l'état de ces peuples septentrionaux qu'on voit demeurer étrangers aux sensations les plus vives et même aux blessures les plus cruelles.

On a tiré parti, en chirurgie, de cette action anesthésique du froid sur les tissus organiques pour pratiquer sans douleur des opérations sanglantes superficielles. Je dis superficielles, car l'action du froid reste bornée aux couches les plus extérieures. Les couches sous-cutanées, comme l'a reconnu M. Velpeau, conservent à peu près leur sensibilité normale.

Tels sont les effets primitifs ou affectifs produits par l'application de l'eau froide ; ils sont d'autant plus prononcés que la température du liquide qui a servi à l'expérience était plus basse.

Cet état dure de une à deux minutes ; puis, les effets secondaires ou réactionnaires commencent ; un mouvement vital centrifuge a lieu ; le calme renaît, le thorax se dilate, la respiration prend de l'ampleur, une douce chaleur se répand sur toute la surface tégumentaire. On se sent plus léger et plus dispos ; les mouvements sont plus libres, plus faciles et plus souples qu'auparavant, et on éprouve le besoin de se livrer à l'exercice, au saut, à la course, à la danse, ou à la natation si l'on est encore dans l'eau ; on croit sentir, comme le dit M. Bégin (1), que les téguments et les aponévroses sont appliqués avec plus de force sur les muscles, et que ceux-ci, mieux soutenus, agissent avec plus de précision, plus de vigueur, plus d'énergie que dans l'état naturel. La peau ne tarde pas à se couvrir d'une vive rougeur ; le pouls prend de l'ampleur et de la régularité ; tout est force, tout est vigueur ; on éprouve, en un mot, une sensation de chaleur et de bien-être parfait. On dirait en vérité que le corps tend à se dilater et à s'épanouir pour mieux jouir. Cet état de délices et de volupté, c'est ce qu'on appelle *réaction*.

La réaction est donc un effort, une spontanéité vitale, un mouvement qui, suivant M. Herpin, de Genève, dépasse en sens opposé celui qui l'a précédé, ou plutôt c'est un simple fait de résistance vitale opposé par l'organisme à toute cause qui agit sur lui ou contre lui. Sa puissance est toujours proportionnelle et à l'intensité du froid, sa

---

(1) Art. *Scrofules* du Dict. des sc. méd.

cause excitante, et à l'énergie vitale du sujet.

La réaction, en état de santé, comme l'a démontré Currie, s'établit même sous la douche ou dans le bain ; seulement dans ce cas sa durée est éphémère, elle ne va pas au-delà de 12 à 15 ou 20 minutes. Au bout de ce temps le malaise de la première impression reparaît et va en augmentant, les frissons se déclarent, et on ne tarde pas à trembler et à grelotter de froid.

Le chute de la réaction est alors imminente, et, si on prolongeait encore son séjour dans l'eau, ces phénomènes augmenteraient d'intensité, les mouvements deviendraient impossibles, et le patient ne tarderait pas à succomber. On obtiendrait alors les effets tertiaires ou déprimants, comme les appelle M. Gillebert d'Hercourt.

La réaction a-t-elle toujours lieu chez tous les sujets soumis à l'action de l'eau froide? Ici les praticiens sont divisés en deux camps : selon les uns elle peut manquer, selon les autres elle ne manque jamais. Suivant M. Bégin, il faudrait, pour que la réaction fît défaut après l'application d'un excitant aussi énergique, que le sujet touchât au dernier terme de la débilité vitale.

Suivant M. Gillebert d'Hercourt, elle peut être plus ou moins faible, mais elle ne manque jamais. MM. Fournier et Piscay sont du même avis, et, si certains auteurs ne l'ont pas trouvée, c'est, dit-il, qu'ils en ont recherché les caractères après des bains ou des douches trop prolongés, et quand le sujet continuait à se refroidir encore par l'exposition à l'air extérieur, c'est-à-dire lorsque la réaction était éteinte, et que, loin de s'opérer spontanément, elle exigeait au contraire les secours des moyens artificiels.

Ainsi donc, la rubéfaction de la peau au contact même de l'eau, c'est-à-dire la réaction, a donc constamment lieu, selon M. Gillebert, seulement elle est plus ou moins faible. Mais comment prouver cette assertion ? Par un moyen très simple : en comprimant la peau du baigneur avec le doigt, on produit une teinte pâle sur le point comprimé. Or cette pâleur disparaîtra plus ou moins promptement, et le degré de promptitude avec lequel elle se dissipera indiquera celui de l'activité de la circulation du sang dans les vaisseaux, c'est-à-dire de la réaction ; et si dans cet état de choses l'action excitante de l'eau froide vient à cesser avant qu'il y ait épuisement des forces disponibles, *de viris in actu*, en d'autres termes, si le baigneur sort de l'eau au bout de deux ou trois minutes d'immersion, l'effort réparateur se continue au dehors de la cause motrice et par la seule impulsion imprimée aux forces dont l'intégrité a été respectée. Quant à moi, je partage entièrement l'opinion de M. Gillebert; car il me semble que, pour que la réaction fît complètement défaut, il faudrait que l'économie n'eût plus de forces en réserve, *vires in posse*, qu'il y eût, en un mot, épuisement complet des forces radicales. Or cet épuisement ne peut évidemment avoir lieu qu'après la mort, ou tout au moins à l'article de la mort, lorsque l'organisme est sur le point de tomber en dissolution.

La crainte que certains médecins manifestent pour leurs malades à propos de la non-réaction est donc chimérique ; le sujet a beau être faible, il y a toujours chez lui des forces intactes latentes, qu'il est souvent possible de réveiller par un traitement convenablement dirigé. J'ai donné des soins à une femme névropathique, âgée d'une quarantaine d'années, dont la faiblesse et la maigreur étaient extrêmes par suite de privations de toutes sortes, et chez laquelle les douches froides réveillèrent des forces qui paraissaient éteintes.

Je ne veux pas inférer par là qu'on obtiendra toujours une réaction suffisante. Non, cela n'est pas ; et, dans ce cas, il y aurait danger à continuer le traitement hydrothérapique.

De tout ce qui vient d'être dit, il résulte que l'action de l'eau froide sur l'économie, comme modificateur thérapeutique, varie suivant la durée de son application.

Si cette durée est limitée entre quelques secondes et cinq minutes, on obtiendra un effet excitant, tonique, hypersthénisant ; si, par contre, la durée est prolongée de douze à quinze minutes, par exemple, on obtiendra un effet sédatif, antiphlogistique, hyposthénisant (1). Mais ce dernier effet ne peut être obtenu qu'après avoir comprimé la réaction qui, comme nous l'avons vu, ne manque jamais de se produire au contact même de l'eau froide.

La conséquence forcée, fatale, inévitable de toute application d'eau froide à l'économie, est donc, répétons-le, la réaction, c'est-à-dire l'augmentation d'activité de toutes les fonctions, dont le résultat final est la production d'une plus grande somme de calorification.

---

(1) Les effets sédatifs peuvent s'obtenir directement par une température de $+ 23°$ à $30°$. L'eau à ce degré ne donne point naissance aux effets primitifs, ni secondaires, elle n'éveille aucune spontanéité dans l'organisme, et ne soustrait la chaleur animale que petit à petit, et constitue ainsi un agent de sédation directe ou d'hyposthénisation.

La calorification ! Voilà, Messieurs, un sujet qui a excité à l'envi les recherches de tous les savants, depuis la plus haute antiquité jusqu'à nos jours.

L'étude de la chaleur animale ou de la calorification se lie de la manière la plus intime à l'hydrothérapie ; car, comme on le sait, le but principal de la nouvelle méthode est une soustraction plus ou moins considérable, une répartition plus régulière et une grande dépense de la chaleur vitale. Ce sujet mérite donc que nous nous y arrêtions un instant.

La chaleur n'est point innée dans le cœur, comme il est dit dans plusieurs écrits hippocratiques ; son siége n'est donc ni dans le ventricule droit, comme le voulait Aristote, ni dans le ventricule gauche, comme le voulait Galien. Elle n'est pas non plus le produit d'une fermentation ou plutôt d'une effervescence particulière, comme l'enseignaient Van-Helmont et Sylvius, ni le résultat du frottement du sang contre les parois des vaisseaux, comme le pensaient Boerhaave et les intro-mécaniciens, ni enfin le produit de la respiration, comme le voulait Mayow et après lui Black et Lavoisier.

La calorification est l'expression finale de toutes les fonctions de l'économie, le résultat nécessaire et fatal des actes de composition assimilatrice et de décomposition désassimilatrice qui s'opèrent sans cesse dans toute l'économie ; en d'autres termes, elle est le résultat de la combustion des principes carbonés et hydrogénés de nos tissus par l'oxigène de l'air. Voici comment les phénomènes se passent :

Les poumons et la peau sont, comme on le sait, des organes d'hématose, ils absorbent donc l'oxigène de l'air atmosphérique, l'un au moment de la respiration, l'autre sans cesse, par continuité, si je puis m'exprimer ainsi.

Le sang ainsi hématosé, ainsi oxigéné, est transporté à travers l'arbre artériel dans toutes les parties de l'économie, pénètre à travers les capillaires dans toute la trame organique où se passent des phénomènes de la plus haute importance, qui frappent les médecins-philosophes habitués à réfléchir sur les phénomènes de la vie, d'une profonde admiration ; il s'y opère une véritable combustion. L'oxigène, en effet, se fixe sur les principes carbonés de nos tissus d'une part et les transforme en acide carbonique, et sur les principes hydrogénés d'autre part et les transforme en eau. Ces nouveaux produits sont aussitôt dissous dans les parties liquides du sang, et ramenés par le système veineux vers les poumons et la peau où ils sont éliminés.

Cette combinaison chimique ou cette

combustion, s'opérant dans la profondeur des tissus organiques et dans toutes les parties de l'économie à la fois, y développe une grande quantité de chaleur qui se renouvelle sans cesse, parce qu'il y a sans cesse déperdition de chaleur, et la température animale se maintient de la sorte à un degré constant.

Comme vous le voyez, Messieurs, la calorification est donc le résultat de la combinaison de l'oxigène de l'air avec le carbone et l'hydrogène des tissus organiques, c'est-à-dire d'une véritable combustion ; mais cette combustion ne s'opère pas dans les poumons, comme le pensaient Lavoisier et de Laplace, mais dans toutes les parties les plus déliées de la trame organique. Dans cette opération les poumons n'ont d'autres fonctions que celle d'absorber l'oxigène qui se fixe sur le sang veineux et le transforme en sang artériel, mais sans produire de combustion. Les expériences de Magendie ont mis cette vérité hors de doute. Ce physiologiste a fait passer de l'air atmosphérique, puis de l'oxigène pur, puis de l'hydrogène, gaz éminemment combustible, à travers du sang veineux disposé dans un appareil convenable, et la température du sang n'a pas varié, bien qu'il ait revêtu tous les caractères physiques et chimiques du sang artériel.

La quantité de chaleur que l'homme produit est vraiment très considérable, comme l'a démontré M. Despretz.

Selon ce physicien, en effet, 435 grammes de charbon sont transformés chaque jour en acide carbonique chez l'adulte. Or, un gramme de charbon développe par sa combustion une quantité de chaleur capable d'élever 105 grammes d'eau à 75°. En multipliant ces 105 grammes par 75, on aura le nombre de degrés de chaleur produit par un gramme de charbon en combustion. Ce calcul donne 7,875 degrés de chaleur. Mais comme le corps de l'homme en brûle 435 grammes, il faut multiplier ce nombre par le dernier : on trouve alors que le corps d'un homme adulte dégage, dans un jour, 3,425,625 degrés centigrades de chaleur. Ainsi avec cette quantité de chaleur on pourrait élever à la même température un gramme d'eau, ou bien porter à l'ébullition 34 kilogrammes de ce liquide.

Mais s'il est vrai qu'il se produit constamment de la chaleur au sein des animaux, il est vrai aussi qu'ils en perdent sans cesse en raison et de leur pouvoir rayonnant et des corps avec lesquels ils sont en contact et de l'échauffement de l'air exhalé pendant la respiration et de l'échauffement des urines et des matières excrémentitielles, et particulièrement des sécrétions tégumentaires ;

et l'expérience prouve que le produit et la perte sont tels que la température reste à peu près constante dans le même animal, mais qu'elle varie d'une espèce à l'autre; qu'elle est pour les animaux à sang froid un peu au-dessus du milieu dans lequel ils vivent, et que pour les animaux à sang chaud, elle se trouve comprise entre 36° et 43°.

Chez l'homme adulte la peau et les poumons exhalent, dans vingt-quatre heures, 1,500 grammes de vapeur aqueuse : or, pour faire passer ce volume d'eau à l'état de vapeur, il faut 3,263,532 degrés de chaleur; il reste donc, sur le chiffre total de chaleur produite par le corps de l'homme, 162,093 degrés, qui se perdent par les voies que nous venons d'indiquer. C'est ainsi que l'homme dans un climat tempéré conserve une température moyenne de 37° centigr.

L'expérience prouve aussi que les extrémités sont toujours un peu moins échauffées que le tronc, et d'autant moins, toutes circonstances égales, qu'elles reçoivent moins de sang; ce qui vient à dire, comme l'a prouvé John Devy, que la chaleur va en diminuant à partir des cavités profondes vers les extrémités.

Pendant que tous ces phénomènes de production et de déperdition de calorique ont lieu chez les animaux, l'appareil digestif ainsi que tous les organes de l'assimilation ne restent pas inactifs, et préparent les éléments destinés à reparer les pertes occasionnées par la combustion organique ; autrement, vous le comprenez sans peine , la vie s'éteindrait faute d'éléments réparateurs, comme la flamme d'une lampe s'éteint si l'huile vient à lui manquer.

Les organes de la digestion sont donc chargés d'extraire des aliments tous les principes alibiles ou réparateurs ; ceux-ci sont pompés à la surface de l'estomac et des intestins par les vaisseaux chylifères et les capillaires de la veine-porte, et portés dans le torrent de la circulation qui les charrie dans toutes les parties du corps , de sorte que le sang remplit ici un double rôle , à savoir : le rôle d'agent de soustraction, et le rôle d'agent de réparation. Il dépose une nouvelle molécule organique à la place de celle qu'il vient d'enlever.

Comme vous le voyez, Messieurs , j'ai donc eu raison de dire au commencement que la calorification est liée de la manière la plus intime à toutes les fonctions organiques ; elle tient sous sa dépendance, comme le dit M. Lubanski , le mouvement de décomposition et celui d'assimilation ; elle préside aux actes les plus importants de l'organisme. Aussi, qu'une seule de nos fonctions se trouve lésée d'une manière quelconque, des troubles proportionnés à l'importance de la lésion ne tardent pas à se manifester dans la production ou la répartition de la chaleur. La production de celle-ci se trouve gênée, l'oxigène manque en partie, ou bien son accès dans le sang par les poumons ou par la peau rencontre des obstacles, toutes les fonctions de l'économie s'en ressentent (1).

Cela étant, n'est-il pas évident que l'hydrothérapie, en activant et en régularisant la production de la chaleur vitale, exerce une grande influence sur toutes les fonctions de l'économie auxquelles elle imprime une énergie inaccoutumée, et qu'en dernière analyse on obtient de la sorte une décomposition et une reconstitution prompte et rapide des tissus, et partant une rénovation plus prompte et plus complète de la substance organique? En effet, l'élément principal de la production de la chaleur, c'est l'oxigène. Or, les organes chargés de l'absorption de ce gaz, c'est-à-dire la peau et surtout les poumons, sont fortement sollicités par les divers procédés hydriatiques, et accomplissent leurs fonctions avec plus d'énergie. C'est là une conséquence immédiate

----

(1) *Examen physiol. de l'Hydrothérapie.*

de la dépense insolite de la chaleur, à laquelle on est exposé par l'application du froid. L'appétit devient excessif, et cela se comprend, car la combustion des principes carbonés et hydrogénés par l'oxigène at·mosphérique étant activée d'une manière très remarquable dans les profondeurs de l'organisme, une prompte assimilation devient nécessaire pour réparer la perte subie par les organes. C'est par la même raison que la circulation sanguine se trouve proportionnellement accélérée, les sécrétions augmentées, et l'innervation mieux répartie et plus régularisée.

Avant de terminer, un mot, Messieurs, sur l'action stimulante des divers procédés hydriatiques sur l'enveloppe cutanée, qui est, comme le dit Hufeland, *une des colonnes de la vie et de la santé.*

Les fonctions de la peau, comme vous le savez, sont complexes. Non-seulement cette enveloppe sert à délimiter, à embellir et à protéger le corps, mais encore elle est l'organe du tact, de la calorification et en partie de l'hématose : elle est le théâtre d'une multitude d'opérations vitales très importantes, la source d'une foule de compositions et de décompositions organiques, une surface absorbante et sécrétante à la fois. En un mot, comme le dit Raspail, la peau est une vaste branchie qui fonctionne à l'instar du poumon... Elle transpire et respire.

« Comme agent d'absorption, l'enveloppe tégumentaire influe sur l'hématose en enlevant l'oxigène à l'air atmosphérique ; comme organe de calorification, elle maintient l'équilibre de la chaleur vitale , par l'évaporation incessante qui se fait à sa surface ; comme appareil de sécrétion , elle est chargée de l'élimination de l'acide carbonique, ainsi que des principes organiques dont le rôle est achevé, et qui doivent être expulsés par la transpiration. » (Lubanski.)

Or, si quelque trouble survient dans les fonctions de la peau, l'équilibre est aussitôt rompu et la santé dérangée ; et si le trouble est profond au point de supprimer complètement les fonctions cutanées , la vie devient incompatible et il arrive ce que M. Berne (1) appelle la *mort aiguë* par la peau, comme le prouvent les expériences de M. Fourcault.

Ce physiologiste , en effet, supprima totalement les fonctions de la peau sur divers animaux en appliquant un vernis imperméable sur cette enveloppe, et les animaux soumis à ses expériences ne tardèrent pas à

---

(1) *Du Syst. cutané au point de vue de ses fonctions,* thèse pour le doctorat. Paris, 1854.

présenter des désordres graves, tels que l'altération du sang et de l'urine, la diminution de la température, des lésions locales diverses, des phénomènes paraplégiques, des congestions organiques variables, et enfin ils succombèrent présentant tous les signes de l'asphyxie. Suivant M. Berne, la mort survient ici non par suite de la répercussion de la sueur et par conséquent de la rétention de l'acide lactique et autres produits comburés dans l'économie, comme le veut M. Fourcault, mais bien par la suppression subite de la calorification cutanée, entraînant à sa suite l'hypérémie, l'engouement, la congestion des poumons : de là asphyxie. Jamais M. Berne n'a trouvé dans ses expériences d'autres altérations que celles des poumons (1).

Ce qui arrive chez les animaux arriverait également chez l'homme, si on plaçait ce dernier dans les mêmes conditions. Le hasard s'est chargé d'en fournir la preuve.

---

(1) Voici comment M. Berne explique ce phénomène : les poumons, pour suppléer aux fonctions de la peau supprimées, redoublent d'énergie. Or, ce surcroît d'activité du côté des organes respiratoires amène l'hypérémie et la congestion de ces mêmes organes.

Lorsque Léon X, fils de Laurent de Médicis, monta sur le trône pontifical, Florence voulut célébrer ce grand événement en représentant l'âge d'or. A cet effet, on couvrit le corps d'un enfant beau et vigoureux de feuilles extrêmement minces de ce métal ; mais la cérémonie n'était pas encore terminée, que le pauvre enfant succombait misérablement à cette étrange expérience.

En dorant, en argentant, en étamant la peau de plusieurs animaux, M. Fourcault reproduisit le même accident.

La plupart des maladies reconnaissent souvent pour cause l'altération plus ou moins profonde des fonctions de la peau (1) : de là la diminution, l'affaiblissement de l'action expansive du système nerveux et de la circulation capillaire périphérique, la congestion et l'engouement des organes profonds, l'obstruction des vaisseaux par des sucs mal élaborés, l'amoindrissement des sécrétions tégumentaires, etc.

Ces causes sont importantes à connaître, car elles nous fournissent des indications thérapeutiques précises. *Si medicus metho·*

____

(1) Une suppression brusque de l'exhalation cutanée donne naissance aux maladies aiguës, une suppression lente aux affections chroniques.

dum teneret quo stabilem perspirationem servaret, nosceret arcanum, quo omnes morbos et chronicos et inflammatorios sa-naret, a dit Boerhaave.

Or, si vous voulez ramener l'ordre dans l'économie, si vous voulez rétablir dans leur type régulier les fonctions cutanées perturbées, si vous voulez, en un mot, guérir vos malades, c'est à la peau que vous devez surtout vous adresser. Frappez donc vigoureusement cette enveloppe, sollicitez ses fonctions allanguies, activez sa circulation capillaire, régularisez son innervation, exagérez parfois sa faculté perspiratoire, et vous obtiendrez souvent le but tant désiré, vous rendrez la santé à ceux qui l'ont perdue. Or, quels moyens plus propres à obtenir un si heureux résultat que l'hydrothérapie !

Maintenant, Messieurs, si vous jetez un coup-d'œil comparatif sur les divers procédés que j'ai eu l'honneur de vous exposer et sur les considérations physiologiques que je viens de développer devant vous, vous demeurerez convaincus que l'hydrothérapie est une méthode complexe, et que, quoique elle ne se serve que d'un seul agent, de l'eau froide, elle est tour à tour antiphlogistique, évacuante, sudothérapique, tonique ou perturbatrice, suivant que vous emploierez telle ou telle forme, tel ou tel mode d'application de cet agent unique. En effet, voulez-vous produire une soustraction répétée de la chaleur vitale et ramener le calme dans l'organisme agité? ayez recours à l'enveloppement humide suffisamment renouvelé.

Voulez-vous provoquer une stimulation vive et énergique de la peau? servez-vous de la douche.

Voulez-vous enfin obtenir une élimination considérable de principes organiques nuisibles et inutiles à l'économie? provoquez chez vos malades des transpirations abondantes à l'aide du maillot sec ou humide. Il n'est point, à coup sûr, de sudorifique et de dépuratif plus puissant que la sudation hydrothérapique.

Comme vous le voyez, Messieurs, c'est sur cette triple base qu'est fondée la méthode hydriatique. C'est à vous à choisir la forme et le mode d'application convenables aux cas pathologiques que vous avez à traiter, et malheur à vous, malheur surtout à vos malades si votre choix est aveugle et inconsidéré! car chaque forme, chaque mode d'application produisent des résultats différents et souvent opposés, et vous aurez alors à vous reprocher amèrement le mal, au lieu du bien, que vous aurez causé aux malades qui se sont confiés à vos soins.

Mais vous éviterez sûrement toute chance d'erreur en expérimentant avec prudence et en suivant à la lettre les préceptes que j'ai eu l'honneur de vous développer dans le cours de ces leçons.

Septième leçon.

DU RÉGIME ET DE L'EXERCICE, DES INDICATIONS ET DES CONTRE-INDICATIONS.

Messieurs,

Le régime et la gymnastique furent chez les anciens, et particulièrement chez les Grecs et les Romains, les premiers éléments de leur puissance et de leur grandeur. A Sparte ils étaient réglementés par des lois, et formaient en quelque sorte la base de l'éducation et de l'hygiène publique. L'école de Salerne les eut en grand honneur ; elle lés considérait comme indispensables à l'entretien de la santé et à la cure des maladies.

Ces mêmes préceptes font partie essentielle de la méthode hydrothérapique.

DU RÉGIME.

Grâce aux travaux dont les chimistes ont enrichi dans ces derniers temps le domaine de la physiologie, les phénomènes de l'assimilation et de la désassimilation nous sont mieux connus, et par conséquent nous pouvons choisir avec connaissance de cause les aliments les plus propres à réparer les pertes éprouvées par l'économie et à modifier, pour ainsi dire, à notre gré l'organisme soit de l'homme, soit des animaux.

Tout le monde connaît les merveilles créées par Bakewell en Angleterre, à l'aide du régime, sur les races des animaux domestiques. C'est grâce au régime que la Grande-Bretagne possède la supériorité sur les autres nations dans l'élève des bestiaux.

Le régime, transporté des animaux chez l'homme, a produit en Angleterre des prodiges non moins remarquables. On a à volonté augmenté sa force musculaire, diminué son embonpoint, ou développé spécialement un seul organe. C'est ainsi qu'on a créé de toute pièce, par l'*entraînement* et la *condition*, c'est-à-dire par le régime et l'exercice, les boxeurs, les coureurs et les jockeys (1).

---

(1) Les pratiques fondamentales de l'*entraînement* consistent d'abord dans l'emploi bien dirigé des purgations, des sueurs et de la diète ; puis,

Vous connaissez, Messieurs, la force musculaire des premiers : elle est capable d'abattre un bœuf. Vous connaissez la puissance respiratoire des seconds : les coureurs peuvent parcourir vingt-cinq milles par jour à reculons, pendant six semaines, sans perdre haleine. Vous connaissez enfin la légèreté des derniers : elle est telle que les chevaux s'aperçoivent à peine du poids de leurs cavaliers, et n'en sont aucunement gênés dans leurs courses rapides.

Le régime exerce donc une puissante influence sur l'économie, et en hydrothérapie on doit lui accorder une attention spéciale.

L'extrême frugalité inaugurée par Priesnitz est justement abandonnée aujourd'hui ; elle a été remplacée par une alimentation plus substantielle, apte à réparer les pertes incessantes causées soit par les transpirations répétées, soit par la réaction contre l'action du froid.

Le traitement hydrothérapique active singulièrement les mouvements de composition et de décomposition, c'est-à-dire la muta-

---

l'amaigrissement obtenu, on répare les forces par un régime convenable.

L'homme qu'on entraîne diminue de 9 kilog. en deux jours, et de 12 kilog. en cinq jours.

tion de la matière organique. Or , il est
évident que ce n'est que par un régime ali-
mentaire convenable qu'on peut fournir à
l'organisme les matériaux de cette rénovation de la substance organique.

Ce n'est pas tout. L'hydrothérapie imprime une grande activité à la production
de la chaleur animale : or, cette production
est le résultat immédiat de la combustion
des molécules carbonées et hydrogénées de
nos organes. L'alimentation , par conséquent , doit fournir à l'organisme ces éléments au fur et à mesure qu'ils sont con-
sommés.

Les aliments qui renferment en plus grande
quantité ces substances élémentaires sont
les corps gras, les liqueurs alcooliques, les
matières sucrées et les féculents. Sur la
table de tout établissement hydrothérapique
devront donc figurer avec les viandes rôties
et grillées des mets sucrés , des pommes de
terre sous toutes les formes et autres féculents, et même le vin, autrement la réaction
se ferait avec peine, faute d'éléments com-
bustibles.

Il est à noter, et cela se conçoit par ce qui
vient d'être dit , que le traitement stimule
vivement les fonctions digestives ; mais il
est utile , au début surtout, de ne pas se
laisser aller à satisfaire la voracité de son
appétit. Il importe d'aller par gradation pour

ne point fatiguer les organes de la digestion, qui ne sont pas encore habitués à ce surcroît d'activité.

D'ailleurs, il est toujours utile de ne point manger avec excès, comme on le fait trop souvent dans les établissements hydro-thérapiques. C'est une erreur de croire que plus on mange, plus vite on guérit : on ne fait par là qu'enrayer, qu'entraver la marche de la guérison.

J'ai vu des malades qui, non contents d'avaler des quantités énormes d'aliments à l'heure des repas, mangeaient encore, dans les intervalles, des morceaux friands et in-digestes, au point de troubler gravement les fonctions digestives qu'on était parvenu à rétablir en grande partie dans leur type régulier. On ne saurait jamais avoir trop présent à l'esprit le précepte de Galien, à savoir : qu'une condition excellente pour conserver la santé et la récupérer quand on l'a perdue, c'est de sortir de table avec un reste d'appétit. C'est là le moyen infaillible de bien se porter, et de vivre longtemps exempt d'infirmités. L'exemple de Cornaro, ce noble gentilhomme vénitien, est là pour témoigner de la vérité de mon assertion.

Né avec une constitution faible, Cornaro ne put résister longtemps à l'intempérance à laquelle il se livra d'abord : il y perdit la santé. A trente-cinq ans, les médecins ne lui donnèrent plus que deux ans de vie.

C'est alors que le patricien de Venise rompit avec ses habitudes d'intempérance : à la vie dissipée il fit succéder la vie régulière, et à l'intempérance la sobriété.

Sa sobriété est devenue célèbre. Trois cent quatre-vingts grammes d'aliments solides et quatre cent quarante grammes de vin par jour furent, pendant plus d'un demi-siècle, toute sa nourriture ; et cela lui réussit si bien que pendant tout ce laps de temps il ne fut jamais malade, et il vécut plus de cent ans avec la jouissance parfaite de toutes ses facultés, au point que sur la fin de ses jours il chantait avec autant de force et d'agrément qu'il le faisait à vingt ans.

Je ne veux pas inférer par l'exemple de Cornaro que nos malades doivent s'astreindre à un régime si sévère ; ils doivent, au contraire, manger suffisamment, afin de réparer les pertes que leur fait subir le traitement par l'eau froide. A plus forte raison ne le conseillerons-nous point aux personnes bien portantes. « Ce serait être trop sévère, dit Ramazzini dans ses Commentaires sur le livre de Cornaro, que de prescrire de pareilles règles aux personnes qui jouissent d'une parfaite santé ; ce ne serait pas même un bien pour le public. Que l'on oblige à cela les vieillards, après qu'ils auront eu passé la meilleure partie de leur vie au service de la république ; mais il n'est pas juste de comprendre dans ces observations les jeunes gens... Comment pourront-ils servir leur prince et leur patrie, soit dans les armées, soit dans les ambassades, où il faut endurer la fatigue des voyages ?..... Comment un médecin pourra-t-il visiter tous les jours ses malades ? Comment un avocat pourra-t-il suffire à sa charge ? » — « Si quelqu'un, dit encore Ramazzini, me demandait de quels aliments il devrait user, en quelle quantité et en quels temps il devrait les prendre pour se maintenir en santé, je le renverrais à son estomac, qui est sans doute plus capable que qui que ce soit de lui donner là-dessus un bon conseil. »

A Serin on prend deux repas par jour, le premier à dix heures, et le second à cinq heures ; ils sont servis d'une manière simple et confortable à la fois : ils consistent en des viandes grillées et rôties, en mets sucrés et féculents.

Le vin n'est point banni de nos tables ; et c'est une pratique déplorable que de mettre indistinctement tout le monde au régime aqueux, comme on le fait encore dans beaucoup d'établissements. « Le régime aqueux, dit M. Fleury, exige une appréciation éclairée des différentes circonstances individuelles et pathologiques que présente chaque malade. L'eau froide pour unique boisson peut être prescrite avec avantage aux individus pléthoriques, aux malades qui ont commis de grands excès de table, qui sont atteints d'une gastrite chronique, d'une affection du foie, aux goutteux, aux graveleux, etc. Mais elle est souvent nuisible lorsqu'on l'applique aux sujets chlorotiques, anémiques, scrofuleux, névropathiques, etc. Priesnitz oublie ou ignore les préceptes les plus vulgaires de l'hygiène (1). »

Bien avant M. Fleury, M. Londe avait déjà dit : « Prise à dose immodérée dans le cours de la digestion, l'eau rend celle-ci lente et pénible, en diminuant l'excitation dont l'estomac doit être le siége pour l'accomplissement régulier de la fonction. Cet effet est d'autant plus marqué que l'individu a l'estomac moins vigoureux et moins capable de réaction. C'est surtout chez les personnes habituées aux toniques que l'eau prise immodérément produit ces effets ; elle détermine même quelquefois le vomissement et la diarrhée ; si l'estomac est vide, elle a l'inconvénient d'affaiblir les forces digestives, soit qu'elle délaye outre mesure le suc gastrique, soit qu'elle maintienne

(1) *Traité d'Hydrothérapie*, p. **116.**

l'estomac au-dessous de l'excitation qui lui est nécessaire (1). »

C'est pour éviter tous ces inconvénients que je prescris à la plupart de mes malades l'usage modéré d'un vin généreux; et l'on comprendra son utilité si l'on fait réflexion que les liqueurs alcooliques contiennent beaucoup de carbone et que le carbone est indispensable pour fournir à la combustion de l'oxigène, et par conséquent à la production de la chaleur animale. Voilà pourquoi l'usage du vin concourt puissamment à la guérison de leurs maladies.

Avant de terminer ce qui a rapport au régime, une question : Quelle est la température des aliments la plus convenable aux malades soumis à l'hydrothérapie? Faut-il user d'un régime froid ou d'un régime chaud? Suivant M. Fleury, le régime froid ne doit être ni érigé en règle générale, ni complètement abandonné.

Nick a établi qu'après un dîner froid l'accélération du pouls est plus tardive, moins considérable et d'une durée plus courte (2).

---

(1) *Nouv. élém. d'Hygiène*, t. ii, p. 230, 231. Paris, 1847.

(2) *Des conditions qui font changer la fréquence du pouls dans l'état de santé* (Archiv. génér. de méd., t. xxvi, p. 112. 1831).

M. Fleury dit avoir prescrit avec succès le régime froid à des malades chez lesquels les repas étaient suivis d'un accès de fièvre ou d'un redoublement fébrile, et à d'autres dont les digestions étaient pénibles, laborieuses et douloureuses.

Je crois qu'il serait également utile aux personnes atteintes de gastralgie et à celles qui ont de la tendance aux hémorrhagies passives.

DE L'EXERCICE.

Tout le monde connaît l'heureuse influence de l'exercice musculaire sur la nutrition et le développement de nos organes. *Otium hebetat, labor firmat*, a dit Celse.

L'exercice est nécessaire au succès du traitement par l'eau; il est surtout indispensable immédiatement avant et après chaque exercice hydrothérapique, autrement la réaction se ferait avec peine. Il en est de même après l'ingestion d'une grande quantité d'eau froide.

M. Schedel a vu des accidents graves survenir chez des personnes qui avaient négligé de se promener après avoir bu plusieurs verres d'eau à des intervalles rapprochés.

Par l'exercice la circulation capillaire générale, la digestion, l'absorption, l'assimilation, les sécrétions, toutes les fonctions, en un mot, acquièrent une plus grande énergie, et la calorification se trouve par là accrue d'autant.

A l'exercice on doit joindre les distractions de toute sorte, car les malades qui viennent demander guérison et santé à l'hydrothérapie sont tous atteints de maladies chroniques et particulièrement d'affections nerveuses, et sont par conséquent en proie à des préoccupations tristes et dépressives : de là le retrait de la vitalité de la périphérie vers le centre, l'allanguissement des fonctions de la peau, etc. Il importe donc de ramener le calme dans leur esprit et la tranquillité dans leur âme, si vous voulez les préparer à réagir convenablement contre l'application du froid.

Du reste, tous les malades ne peuvent pas se livrer à l'exercice : tels sont les sujets atteints de douleurs articulaires, de déplacements graves de l'utérus, de paraplégie, etc., et ici il faut absolument le remplacer par des affections gaies et expansives, afin de disposer la peau à reprendre ses fonctions : *Nihil magis reddit liberam perspirationem quàm animi consolatio*, a dit Sanctorius. Ajoutez-y les frictions prolongées avec des moufles en laine, le massage, la percussion avant et après les exercices hydrothérapiques, et vos efforts seront souvent couronnés de succès.

Mais, pour obtenir cet heureux résultat, il est nécessaire que les malades vivent dans les établissements spéciaux : c'est le seul moyen de les arracher aux préoccupations et aux soucis sans nombre causés par les affaires de la vie, qui sont souvent une des causes de leurs maladies et s'opposent à une bonne réaction contre l'application de l'eau froide. Si vous ajoutez à cela l'oubli des préceptes de l'hygiène de la part des malades externes, préceptes qu'il est impossible de suivre complètement hors d'une maison de santé où tout concourt à ce but, la négligence et les irrégularités nombreuses dans le traitement, vous comprendrez aisément pourquoi les efforts de l'art demeurent si souvent stériles chez les malades externes.

On ne saurait donc trop leur conseiller de rester à demeure dans les établissements. L'expérience a appris qu'en y entrant ils laissent à la porte toutes leurs préoccupations et tous leurs soucis, ils vivent d'une vie nouvelle souvent contraire à la vie adoptée jusqu'alors, et, les distractions et l'exercice aidant, ils ne tardent pas, sous l'influence bienfaisante du traitement, à récupérer la santé qu'ils avaient perdue.

C'est à la campagne, au milieu des bois et des montagnes, où l'air est plus pur, que l'exercice est surtout utile aux malades. Aussi, dans la fondation d'un établissement hydrothérapique, doit-on avoir soin de choisir un emplacement convenable réunissant toutes ces conditions.

La beauté des sites, les accidents de terrain, la bonne qualité des eaux, la fraîcheur des bois, la pureté de l'air, sont des éléments très utiles qu'il importe de ne pas négliger. Une nature gaie et riante ouvre, en effet, l'âme à des émotions douces et agréables, et nous dispose singulièrement à la joie et à l'espérance. Un terrain accidenté, des chemins escarpés forcent les malades à une plus grande action musculaire, et fournissent des eaux fraîches et d'une chute élevée. La fraîcheur des eaux sollicite vivement la force vitale et appelle une prompte réaction (1); la pureté de l'air enfin vivifie le sang et fortifie nos organes.

---

(1) L'eau ne doit cependant pas être trop froide, au-dessous de 5 à 6°, par exemple, car elle pourrait donner lieu à des accidents sérieux par la trop forte réaction qu'elle détermine. Nous avons vu que M. Baldou a essayé de faire boire à ses malades de l'eau à + 3° 3/4, et que la plupart d'entre eux n'ont pu la tolérer. Une eau de + 8° à 12' est sans contredit la plus favorable

Toutes ces conditions se trouvent réunies de la manière la plus heureuse à Serin. Je ne crains pas de le dire, et les malades qui y ont passé peuvent l'attester, Serin est un des établissements les plus complets et les plus heureusement situés d'Europe. Quoi de plus beau, en effet, de plus pittoresque et de plus gai que les bords de la Saône ! Je ne sache pas de panorama plus gracieux et plus animé.

Le chemin de fer, les embarcations et les bateaux à vapeur, les équipages, les omnibus et les voitures de toute sorte passent et repassent sans cesse devant la grille du parc de l'établissement. Ajoutez à cela sa proximité d'une grande ville, des promenades charmantes, des soirées musicales et dansantes, des jeux variés, un gymnase, un manége où l'on peut prendre des leçons d'équitation, en un mot, tout ce qui peut tirer les malades de leurs préoccupations tristes et maladives, et vous demeurerez convaincus que tout dans cet établissement contribue au but qu'on doit se proposer dans

---

à l'hydrothérapie ; ce n'est que dans de très rares circonstances qu'on a besoin d'une eau plus froide, et alors il est facile de se la procurer au moyen de la glace.

toute maison de santé , la guérison des malades.

DES INDICATIONS ET CONTRE-INDICATIONS.

Il ne faut pas croire , Messieurs, que l'hydrothérapie convient à toutes les maladies , qu'elle est une panacée universelle ; ce serait s'exposer à de graves mécomptes. Nous avons vu , en effet, que l'application du froid à l'économie agit puissamment sur la calorification et influe de la sorte sur toutes les fonctions, et particulièrement , notez bien ceci , sur les appareils de la respiration et de la circulation auxquels elle imprime un surcroît d'activité. Il importe donc que ces deux appareils soient dans des conditions anatomiques normales ; car , dans le cas contraire, c'est-à-dire s'ils présentaient des lésions organiques, l'activité à laquelle les appelle l'application du froid leur deviendrait funeste. Vous le savez , Messieurs , le repos relatif ou absolu de l'organe malade est une condition indispensable à sa guérison.

Voilà déjà deux grandes classes de maladies auxquelles l'hydrothérapie est tout-à-fait contraire : ce sont les affections organiques du cœur , les anévrismes et les lésions matérielles des poumons, comme la phthisie, par exemple.

Mais lorsque ces organes ne présentent point de désordres matériels, s'ils ne sont que le siége d'une lésion fonctionnelle, ou d'une phlogose superficielle (bronchites chroniques, névroses cardio-pulmonaires, asthme nerveux, dyspnée essentielle, palpitations nerveuses, congestions sanguines chroniques du cœur ou des poumons, etc.), oh ! alors vous pouvez recourir sans crainte aux agents hydriatiques ; maniés avec prudence, ils seront souvent couronnés de succès.

L'hydrothérapie est également contre-indiquée dans les affections nerveuses qui dépendent d'une lésion organique des centres nerveux, comme les paralysies symptomatiques proprement dites.

Elle échouerait de même dans le cancer (1),

---

(1) Dans le cancer, l'hydrothérapie rénd cependant de grands services comme méthode reconstituante : elle modifie profondément la constitution, combat efficacement la diathèse, et prépare ainsi les malades au succès de l'opération. Elle est encore d'une grande utilité après l'extirpation de la tumeur maligne ; mais pour que ce moyen soit efficace dans ce cas, il faut, suivant

ainsi que dans toutes les dégénérescences
des tissus , dans les hydropisies symptomatiques , chez les sujets enfin dont l'organisme est épuisé par de longues souffrances , au point de ne pouvoir plus réagir
convenablement contre l'application de l'eau
froide.

L'épilepsie peut-elle être modifiée avantageusement par l'hydrothérapie ? Je le crois.
Je n'ose pas dire que l'hydrothérapie guérit

M. le professeur Bonnet, de Lyon, qu'il ait déjà
été employé avant.

Voici les conclusions du Mémoire de M. Bonnet
sur les *moyens de prévenir la récidive du cancer du
sein après son extirpation :*

1° Le traitement hydrothérapique à lui seul
est impuissant à guérir et même à améliorer no-
tablement les tumeurs cancéreuses du sein.

2° L'opération sans préparation ne tarde pas à
être suivie de la récidive, et cette récidive n'est
pas moins à craindre lorsque l'on s'est contenté
d'un traitement général de quelques semaines
seulement.

3° Lorsque la tumeur du sein se complique de
glandes sous l'aisselle, l'association d'un traitement général complet et d'une opération est encore impuissante à prévenir la récidive.

4° Cette combinaison peut produire une guérison définitive, si la tumeur n'est pas ulcérée et
ne s'étend pas au-delà du sein. (*Gaz. méd. de
Lyon*, nos des 15 et 31 janvier 1857).

cette terrible affection ; non, mais toujours
est-il qu'elle a été améliorée d'une manière
très notable chez un enfant de huit à dix ans
que j'ai soumis pendant longtemps à des
affusions froides. Les attaques sont devenues
et moins fortes et plus éloignées ; elles ont
même manqué pendant un an. Il est vrai
de dire que chez ce sujet j'avais combiné
avec l'eau froide les préparations de bella-
done et particulièrement le valérianate d'a-
tropine.

. J'en dirai autant de la goutte. Je ne
crois pas que cette maladie soit susceptible
de guérison par nos moyens actuels, mais
elle est certes favorablement modifiée par
l'hydrothérapie, surtout lorsqu'on la com-
bine avec les bains de vapeur térébenthinée.

Ici on insistera sur les transpirations et
les boissons abondantes, afin d'activer d'une
part la sécrétion cutanée et de favoriser
d'autre part la dissolution de l'acide urique
dont l'économie est saturée. L'eau pure
pourrait être ici avantageusement remplacée
en boisson par l'eau de Vichy, ou le bi-car-
bonate de soude en solution dans l'eau.

Enfin, l'hydrothérapie ne pourrait-elle pas
être utilisée contre le diabète sucré ? Vous
savez, Messieurs, que l'hydrothérapie active
singulièrement toutes les fonctions, et que le
résultat final de cette activité est une plus

grande consommation des matières carbonées de nos tissus. Or, le besoin de fournir du carbone à la saturation de l'oxigène pourrait bien avoir pour résultat, comme le dit M. Lubanski, d'empêcher la formation du sucre, ou de mettre au profit de la combustion celui qui est formé, puisque le sucre n'est en grande partie qu'un composé d'hydrogène et de carbone. Le succès obtenu par un de nos honorables confrères, et relaté par la *Gazette médicale de Lyon* (1850), pourrait peut-être être compris de cette façon (1).

Passons maintenant aux maladies dans lesquelles l'hydrothérapie est tout-à-fait indiquée.

Vous savez, Messieurs, que la perturbation ou la diminution des fonctions de la peau est l'origine de la plupart de nos maladies.

Cette notion étiologique est de la plus haute importance en médecine, elle nous met sur la voie des indications thérapeutiques. Boerhaave a dit : *Si medicus methodum teneret quo stabilem perspirationem servaret, nosceret arcanum, quo omnes*

---

(1) Lubanski, *Examen physiol. de l'Hydrothérapie.*

*morbos et chronicos et inflammatorios sa-
naret.*

Lorsque cette perturbation se fait d'une manière brusque et rapide (refroidissement subit, coup de froid), le corps étant échauffé, elle donne naissance à des maladies aiguës, telles que la pneumonie, la pleurésie, la bronchite, l'angine, le coryza, l'ophthalmie, le rhumatisme articulaire aigu, etc.

Lorsque, par contre, elle se fait d'une manière lente et successive (refroidissement continuel), elle donne naissance à des maladies chroniques, telles que les tubercules, les affections catarrhales chroniques, les rhumatismes chroniques, la chlorose, les congestions sanguines chroniques, l'albuminerie, le diabète, etc., etc.

Les sujets atteints de maladies aiguës ne viennent jamais dans les établissements hydrothérapiques pour s'y faire soigner, de sorte que mon expérience personnelle me fait ici presque complètement défaut. Mais, suivant M. Scoutetten, l'hydrothérapie est parfaitement applicable aux maladies inflammatoires aiguës. C'est ainsi que les angines, les érysipèles simples ou phlegmoneux, les ophthalmies, les contusions et leurs suites, les entorses, les fractures compliquées, les rhumatismes aigus, etc., guérissent très bien par l'eau froide.

Dans la pneumonie et la pleurésie aiguës,

dans les congestions cérébrales, les hépatites, dans toutes les inflammations intenses des membres, il importe, suivant M. Scoutetten, de désemplir les vaisseaux par une ou plusieurs saignées abondantes avant de recourir à l'hydrothérapie.

L'hydrothérapie convient encore dans les accidents inflammatoires de cause miasmatique, tels que la dyssenterie, la fièvre typhoïde et les fièvres éruptives.

Dans les maladies aiguës, on a généralement recours à l'enveloppement dans le drap mouillé qu'on remplace à mesure qu'il s'échauffe par un autre drap également humide ; on fait en même temps boire au malade de l'eau fraîche par gorgées souvent renouvelées ; et, dès que la sueur paraît, on pratique des lotions froides, puis des frictions sèches sur tout le corps, afin de provoquer une légère réaction à la peau et de dégager ainsi les organes profonds.

Tel est le procédé usité dans les maladies aiguës ; mais il est plus que probable qu'il ne sera jamais adopté contre la plupart d'entre elles. Et d'abord, pourquoi soumettre à un pareil traitement des affections légères, telles que le coryza, l'angine, les rhumes, etc., puisqu'elles guérissent spontanément au bout de quelques jours, ou sous l'influence du régime et de quelques tisanes émollientes ?

Quant aux maladies aiguës graves, j'avoue que je n'aurai jamais le courage de les traiter de la sorte. Je préfère ici de beaucoup la méthode ancienne, qui est presque toujours couronnée de succès. J'en excepte toutefois la fièvre typhoïde au début, lorsque la peau est brûlante, la soif vive, le pouls précipité, etc. L'enveloppement humide produit aussitôt, dans ce cas, un sentiment de bien-être ineffable. Quelques lavements frais, de l'eau fraîche pour boisson, des compresses humides sur le ventre, complètent le traitement qui est, dans l'espèce, d'une efficacité vraiment remarquable. Mais le même traitement est formellement contre-indiqué dans la période adynamique de la fièvre typhoïde.

J'en excepte encore les fièvres cérébrales, dans lesquelles les compresses froides, ou mieux encore les irrigations continues sur la tête, sont parfaitement indiquées.

Enfin, j'en excepte également les fièvres exanthématiques, mais seulement dans certains cas extrêmes, lorsque l'éruption languit ou a de la peine à se faire, et que la vie du malade est en danger et la thérapeutique ordinaire impuissante.

Je me hâte de passer aux maladies chroniques, où gît vraiment le triomphe de l'hydrothérapie. Ici, en effet, il ne s'agit plus de diminuer la vitalité des tissus malades,

comme dans les maladies aiguës, mais bien
au contraire de provoquer une excitation
temporaire qu'il faudra ensuite utiliser. Je
vous citerai particulièrement les affections
chroniques du tube digestif, telles que les
gastralgies, la dyspepsie, les digestions
lentes et laborieuses, la constipation, les
diarrhées et les dyssenteries, les gastrites
et les gastro-entérites, les hémorrhoïdes,
les engorgements glandulaires, ceux du
foie, de la rate et de l'utérus, les congestions sanguines chroniques de ces mêmes
organes, ainsi que celles de la moelle, du
cœur et des poumons ; les déplacements et
les ulcérations de la matrice, les pollutions
nocturnes et diurnes involontaires, les cys-
tites chroniques, les hémorrhagies passives,
la leucorrhée, la dysménorrhée et l'amé-
norrhée, l'hypéresthésie utéro-vulvaire, les
scrofules, la syphilis, les dartres, le scorbut, les fièvres intermittentes invétérées et
rebelles au quinquina, la sciatique et les
névralgies de toute sorte, l'hystérie, l'hy-
pocondrie, le spléen, la lypémanie, en un
mot toutes les névroses et toutes les névropathies générales.

Il faut en dire autant des tumeurs blan-
ches, des fausses ankyloses et des ulcères
atoniques.

Dans plusieurs affections, il est utile et souvent indispensable d'allier à l'hydrothérapie

l'usage de certains médicaments, et on obtient de la sorte des succès éclatants là où l'hydrothérapie ou les médicaments employés isolément auraient échoué. C'est ainsi que dans la chlorose, les scrofules, la syphilis, les dartres, le scorbut, la goutte, les rhumatismes, etc., etc., on peut associer avec bonheur à l'eau froide le fer, les iodiques, les mercuriaux, les préparations arsenicales, les acides, les alcalins, les feuilles de frêne, les préparations de colchique, etc., etc.

On a préconisé aussi l'hydrothérapie dans certaines fistules urinaires consécutives à des rétrécissements de l'urètre. Hallmann affirme avoir obtenu nombre de fois, par l'hydrothérapie, la cicatrisation du trajet fistuleux. M. Constantin James a été témoin de deux guérisons semblables. Le traitement avait consisté en boissons abondantes, en transpirations et en compresses stimulantes appliquées sur l'ouverture anormale.

On comprend qu'il soit possible d'amener ainsi l'oblitération de la fistule, en faisant résoudre les callosités qui tapissaient ses parois et ses orifices ; mais on explique moins bien, comme le dit M. C. James, la disparition du rétrécissement. Il faut admettre qu'il consistait également en une sorte de boursoufflement fongueux de la muqueuse et non en une altération orga-

nique de l'urètre, sans quoi la médication
eût échoué.

Avant de terminer, une question importante : L'hydrothérapie doit-elle être conti-
nuée pendant la menstruation ? Je n'ignore
point que la plupart des médecins hydropathes ne tiennent aucun compte de cette
fonction ; je crois cependant qu'il est important de la respecter et qu'il est prudent
de suspendre toute espèce de traitement
pendant sa durée, surtout si la réaction est
lente et difficile à s'opérer. Je connais une
dame chez laquelle les règles ont été brusquement supprimées par la douche ou l'immersion dans la piscine, il y a de cela cinq
ou six ans, et depuis elles n'ont plus reparu.
Cette femme présente tous les phénomènes
de la chloro-anémie ; elle a fait usage, mais
inutilement, des préparations ferrugineuses
et de tout ce qu'on a coutume de prescrire
en pareil cas.

Cet exemple ne doit pas être perdu pour
la science. Mieux vaut assurément suspendre le traitement pendant quelques
jours, ce qui, du reste, n'a aucun inconvénient, que de courir le risque de nuire à
ses malades.

Ici, Messieurs, se terminent mes leçons
sur l'hydrothérapie. Je m'estimerai assez
récompensé de mes fatigues, si je suis parvenu à vous faire partager ma conviction

sur cette puissante médication , à vous dé-
cider à l'essayer dans votre pratique, et à la
populariser de plus en plus dans l'intérêt
des malades.

Veuillez, en attendant, agréer mes remer-
cîments pour la bienveillante attention dont
vous n'avez cessé de m'honorer dans le cours
de ces leçons.

FIN.

TABLE.